Kliniktaschenbücher

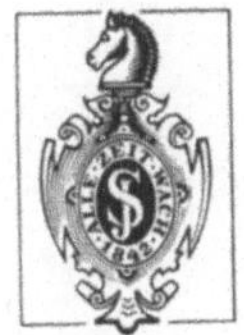

M. Schweiger

Funktionelle Analsphinkter-untersuchungen

Mit 29 Abbildungen

Springer-Verlag
Berlin Heidelberg New York 1982

Priv. Doz. Dr. med., Dr. med. habil. Matthias Schweiger
Chirurgische Klinik mit Poliklinik der Universität
Erlangen-Nürnberg, Maximiliansplatz, 8520 Erlangen

ISBN-13: 978-3-540-11540-3 e-ISBN-13: 978-3-642-68593-4
DOI: 10.1007/978-3-642-68593-4

Cip-Kurztitelaufnahme der Deutschen Bibliothek
Schweiger, Matthias:
Funktionelle Analsphinkteruntersuchungen / M. Schweiger. – Berlin ; Heidelberg ; New York : Springer, 1982.
(Kliniktaschenbücher)

Satz- und Bindearbeiten: G. Appl, Wemding, Druck: aprinta, Wemding
2124/3140-543210

Meinem hochverehrten Lehrer
Herrn Professor Hegemann
zum 70. Geburtstag

Geleitwort

Funktionelle Untersuchungen des Stuhlkontinenzorgans gewinnen in der Proktologie und Dickdarmchirurgie zunehmend an praktischer Bedeutung.

Die Elektromyographie und die Manometrie nehmen in dieser Funktionsdiagnostik eine zentrale Stellung ein. Häufig bieten sie die einzige Möglichkeit einer Differentialdiagnostik der Stuhlkontinenz. Darüberhinaus stellen sie eine wichtige Entscheidungshilfe nach chirurgischen Eingriffen am Kontinenzorgan dar. Kann zum Beispiel ein entlastender Anus praeter naturalis zurückverlegt werden, ohne daß mit einer Störung der natürlichen analen Kontinenz zu rechnen ist?

Die Funktionsdiagnostik des Stuhlkontinenzorgans mit Hilfe der Manometrie und Elektromyographie befindet sich noch in Entwicklung. Verbindliche Richtlinien sind noch nicht erarbeitet.

Herr Schweiger hat sich diesem Problem besonders gewidmet und objektive Kriterien der Stuhlkontinenz, sowie der quantitativen Unterscheidung der glatten und quergestreiften Analsphinktermuskulatur erarbeitet. Das vorliegende Buch bildet einen wertvollen Beitrag für die Funktionsdiagnostik des Stuhlkontinenzorgans.

Erlangen, Juni 1982 F. P. Gall

Inhaltsverzeichnis

1 Einleitung

Manometrische Untersuchungen im Bereich des Analsphinkters und des Rektums haben zu wesentlichen Erkenntnissen über die Funktion des Stuhlkontinenzorgans geführt.
1877 entdeckte Gowers [24] den rektosphinktären Reflex. Er dehnte das Rektum über einen Ballon durch Luftinsufflation. Die gleichzeitige Messung des Drucks im Analkanal zeigte eine reflektorische Relaxation des Analsphinkters.
Gaston [19] erkannte mit dem gleichen Untersuchungsschema die Bedeutung der plastischen Adaptation des Rektums für die Stuhlkontinenz.
Eigene Studien [64, 66], denen das gleiche Untersuchungsmodell zugrunde lag, führten zum Nachweis von Dehnungsrezeptoren im Bereich der Analsphinktermuskulatur.
In einer unabhängigen späteren Arbeit kamen Lane u. Parks [37] zum gleichen Ergebnis.
Vor allem in der Kinderheilkunde hat sich die im Prinzip unveränderte anorektale Manometrie als sehr wertvoll erwiesen [31, 33, 57, 85].
Für eine Reihe von Fragestellungen auf dem Gebiet der Erwachsenenproktologie bringen jedoch das von Gowers entwickelte Modell und die zahlreichen Variationen dieser Methode keine wesentlichen zusätzlichen Informationen.
So konnte durch objektive funktionelle Analsphinkteruntersuchungen bisher nicht geklärt werden, ob der unwillkürliche Schließmuskel nur pathophysiologische Bedeutung, wie in der Genese der Hämorrhoiden, oder ob er auch Anteil an der Stuhlkontinenzleistung hat.
Dies führte unter anderem dazu, daß die tiefe anteriore Rektumresektion, die Voraussetzung für die Behandlung des mittleren Rektumkarzinoms mit ausreichendem Sicherheitsabstand und ohne lebensläng-

lichen Anus praeter ist, von vielen Chirurgen aus Furcht vor einer bleibenden Stuhlinkontinenz nicht durchgeführt wurde.
Der Grund für diese Lücken ist darin zu sehen, daß zwischen der pathophysiologisch wichtigen Rolle des inneren und äußeren Schließmuskels mit den bisherigen Methoden nicht differenziert werden konnte [73, 75]. Ferner kann die Leistungsfähigkeit des Analsphinkters nicht genügend beschrieben werden [67]. Wir haben eine Methode entwickelt, die in der Lage ist, diese für den Chirurgen wichtigen Fragen besser zu beantworten [61, 62, 63].

2 Anatomische Vorbemerkungen

Das Rektum, die sensible Schleimhaut des Analkanals, der glatte M. sphincter ani internus und die quergestreifte Muskulatur mit Levatorplatte und äußerem willkürlichen Analschließmuskel bilden zusammen mit den entsprechenden peripheren und autonomen Nervenanteilen und deren Rezeptoren eine Einheit – das Stuhlkontinenzorgan (Abb. 1–3) [15, 22, 23, 43, 75].

Der gesamte gastrointestinale Trakt ist diesem Organ vorgeschaltet und beeinflußt die Stuhlkontinenz auf vielfache Art und Weise (Abb. 4).

Wir konzentrieren uns auf die Rolle des glatten inneren und des quergestreiften äußeren Analsphinkters. Der quergestreifte Analsphinkter

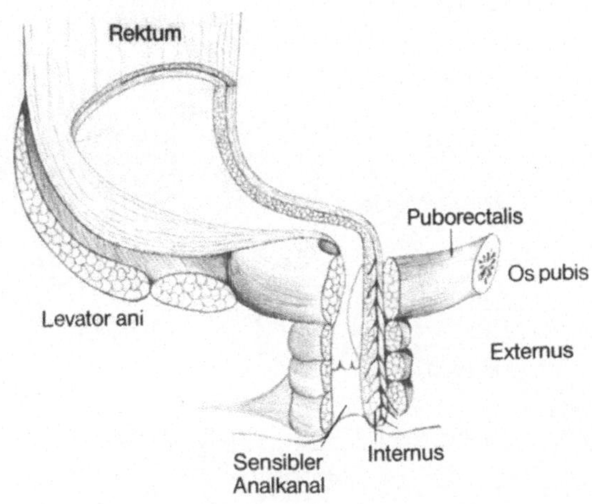

Abb. 1. Anatomie des Stuhlkontinenzorgans

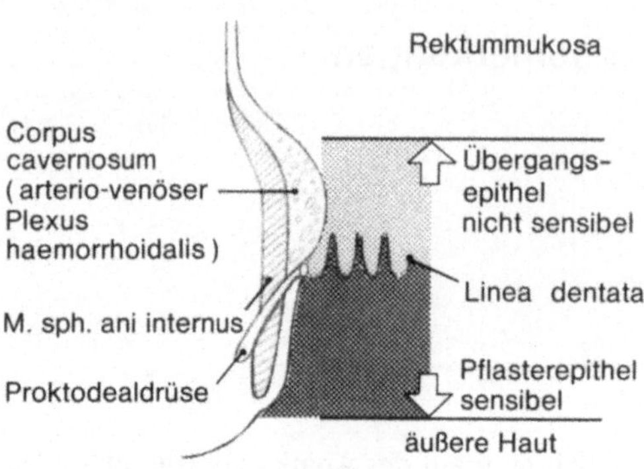

Abb. 2. Anatomie des Analkanals

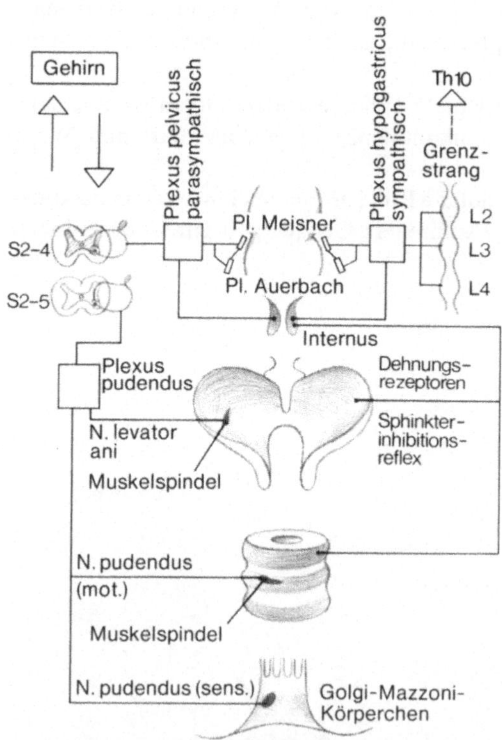

Abb. 3. Nervöse Versorgung des Stuhlkontinenzorgans

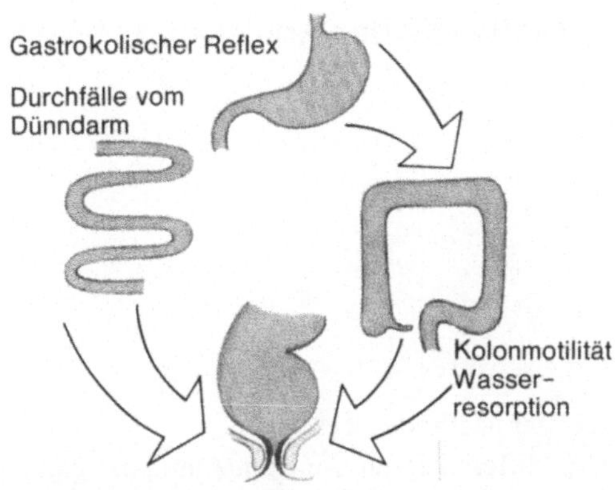

Abb. 4. Einfluß des Gastrointestinaltrakts auf das Stuhlkontinenzorgan

besitzt im Gegensatz zum Skelettmuskel eine ständige Ruheaktivität [2, 12, 25, 41, 48, 49, 80].

Wie jeder Skelettmuskel hat er motorische Einheiten und ist damit zu unermüdbaren Eigenreflexen befähigt [47, 48, 49, 60, 79, 80, 83].

Der innere unwillkürliche Analsphinkter ist aganglionär und deshalb ständig kontrahiert [68, 75, 76]. Der glatte Schließmuskel steckt röhrenförmig im willkürlichen äußeren Analsphinkter (Abb. 1). Beide sind mit aus dem Rektum kommenden Fasern versponnen [15, 43, 46, 69, 72, 73, 75, 76, 78].

Wegen dieser anatomischen Situation schien es bisher unmöglich, durch manometrische Untersuchungen die beiden Muskelsysteme isoliert zu untersuchen, da der im Analkanal gemessene Druck immer die Summe der Leistung beider Muskelsysteme sein muß [14, 73, 75, 83].

Eine Unterscheidung zwischen der Ruheleistung des inneren Analschließmuskels und des äußeren Sphinkters mit seiner Ruheaktivität war bisher nur nach Ausschalten der quergestreiften Muskel in Narkose durch Curarisierung [16, 27, 28, 83] oder nach totaler Durchtrennung des inneren Sphinkters möglich [3].

Dies sind jedoch keine Wege für größere Untersuchungenreihen.

3 Methodik der Analsphinkterkennlinie

Ziel der Methode ist es:

1. zu differenzieren, welchen Anteil der glatte M. sphincter ani internus bzw. der quergestreifte M. sphincter ani externus am Gesamtruhedruck im Analkanal hat;
2. die Leistungsfähigkeit des Analsphinkters objektiv zu beschreiben;
3. die Bedeutung der einzelnen Muskelsysteme zu erkennen.

3.1 Untersuchungsmethode

Im Untersuchungsaufbau und der Ausführung folgen wir im wesentlichen den Angaben von Holschneider [32, 33] und Ihre [34].

3.1.1 Meßeinheit

Die Meßeinheit setzt sich aus zwei Elementen zusammen (Abb. 5):

1. dem *manometrischen System* und
2. dem *elektromyographischen System.*

1. Manometrisches System
Es besteht aus einer mit Wasser gefüllten Ballonsonde als Druckaufnehmer, einem Druckwandler und einem Elektromanometer, das zu einem Düsendirektschreiber als gemeinsamem Registriergerät zusammen mit dem elektromyographischen System führt (Abb. 5).

Fühler. Als Fühler verwendeten wir Drucksonden mit einem wassergefüllten Ballon als Druckaufnehmer (Fogarty Arterial Embolectomy Catheter Nr. 7).

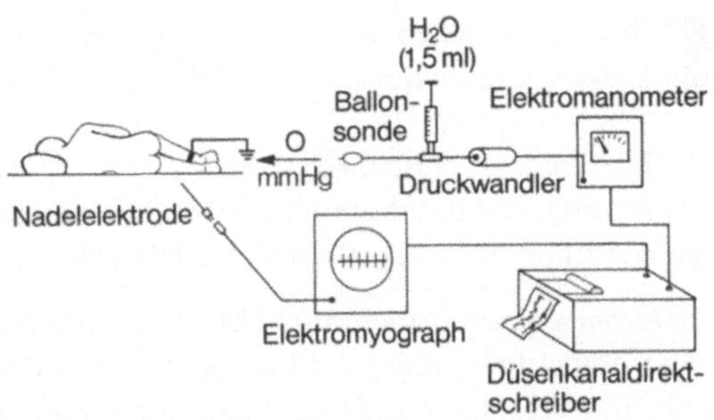

Abb. 5. Meßeinheit und Untersuchungsanordnung für die simultane Analsphinktermanometrie und Elektromyographie

Jede Sonde wurde mit 1,5 cm^3 Wasser luftfrei gefüllt. Unter dieser definierten Wasserfüllung hatte der Ballon eine Abmessung von 10 × 6 × 6 mm. Mit dieser Größe wirkte der Ballon im Analkanal nur in geringem Maße als Störfaktor [16].

Die bei der Messung durch den Ballon aufgenommene Kraft verteilte sich auf eine immer konstante Fläche. Das Meßresultat ist deshalb als Druck aufzufassen.

10 mm unterhalb der Ballonbasis befand sich am Katheter eine Markierung. So konnte der Katheter durch optische Kontrolle konstant im Analkanal gehalten werden.

Druckwandler und Druckverstärker. Die Ballonsonde führte zu einem Druckwandler (Bentley Trantec Modell 800 S/N 1896), der mechanische Druckwellen in elektrische Zeichen umwandelte.

Diese elektrischen Wellen wurden von einem Elektromanometer (DATA E 331 Fa. Siemens) mit Richterskala aufgenommen.

Wir arbeiteten in Meßbereichen von 100, 200 und 400 mmHg für den maximalen Zeigerausschlag. Für alle Meßbereiche garantierte der Hersteller eine hohe Linearität.

Die vom Elektromanometer verstärkten Impulse wurden zur Registrierung auf einen Düsenkanaldirektschreiber übertragen.

Als Registriergerät diente ein mehrkanaliger Düsendirektschreiber (Cardirex 3 T, Fa. Siemens).

Er dokumentierte die simultan aufgenommenen manometrischen und elektromyographischen Informationen.

Die manometrischen Einzelwerte erhoben wir an der Richterskala des Elektromanometers.

2. Elektromyographisches System

Fühler. Für die Aufnahme der elektrischen Muskelimpulse verwendeten wir unipolare konzentrische Nadelelektroden.

Elektromyograph (Myograph TM Fa. Tönnies). Die von der Nadelelektrode aufgenommene Muskelaktivität wurde an einen Myographen mit Verstärker und Oszillograph weitergegeben (Abb. 5).

Registriergerät. Neben der manometrischen Information registrierten wir auch die elektromyographischen Daten mit dem mehrkanaligen Düsendirektschreiber.
Der Elektromyograph und der Düsendirektschreiber waren aufeinander abgestimmt.
Die Eichzacke des Registriergeräts von 10 mm entsprach 0,5 mV im gewählten Meßbereich des Myographen.
Mit einem maximalen Fehler von 2,5% bei Vollausschlag über 52 mm Strahlenlänge war das Registriergerät für das Myogramm ausreichend linear.
Die Registriergeschwindigkeit betrug für die simultan aufgezeichneten manometrischen und elektromyographischen Informationen 10 mm pro Sekunde.

3.1.2 Untersuchungsvorgang

Wir führten die Analsphinkteruntersuchungen in Linksseitenlage durch (Abb. 5).
Ungefähr 1 h vor der Untersuchung wurde der Patient aufgefordert, die Blase und den Darm zu entleeren, da es bei Füllung dieser beiden Organe reflektorisch zu einer Analsphinkterreaktion kommt [2, 8, 13, 35, 84]. Vor jeder Untersuchung wurde die Meßeinheit geeicht. Für die Manometrie sahen wir als Nullpunkt das Druckniveau in Höhe des Afters an. Zur Ableitung des Elektromyogramms suchten wir mit der Nadelelektrode unter digitaler und oszilloskopischer Kontrolle den M. sphincter ani externus in seinem mittleren Bereich auf (Abb. 6). Die Druckballonsonde plazierten wir in der Analkanalmitte.

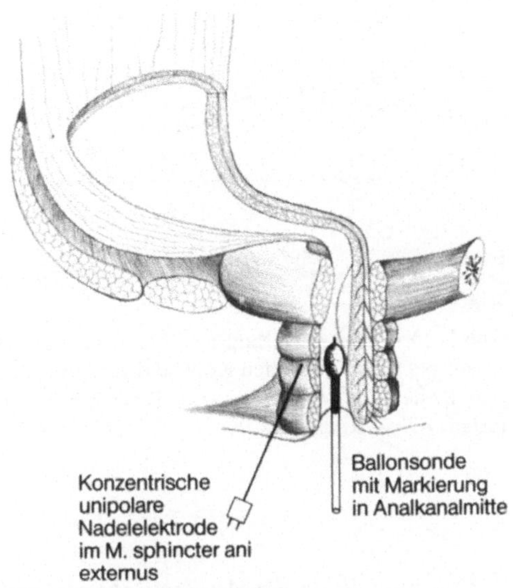

Abb. 6. Position der Nadelelektrode und der Ballonsonde im Analsphinkter

Dies entsprach der Stelle des höchsten Analkanaldrucks. Sie lag dann in gleicher Höhe wie die Nadelelektrode (Abb. 6).

Da die Ballonsonde wie ein Bolus wirkt, kommt es zunächst reflektorisch zu einer Sphinkterkontraktion.

Für die Messung haben wir deshalb so lange gewartet, bis sich die EMG-Aktivität beruhigt hatte.

Danach bestimmten wir den Analkanalruhedruck p_r.

Nun wurde die Untersuchungsperson aufgefordert, mindestens 10mal den Analschließmuskel mit unterschiedlichem Kraftaufwand willkürlich zu kontrahieren.

Die 10 willkürlichen Analsphinkterkontraktionen unterschiedlicher Stärke ergaben 10 verschiedene Druckerhöhungen Δp über den Analkanalruhedruck hinaus (Abb. 7).

Im Elektromyogramm des M. sphincter ani externus fanden sich entsprechend 10 verschiedene Amplituden (Abb. 7).

Die Druckerhöhungen Δp und die korrespondierenden EMG-Gesamtamplituden wurden neben dem Gesamtruhedruck zur Auswertung herangezogen.

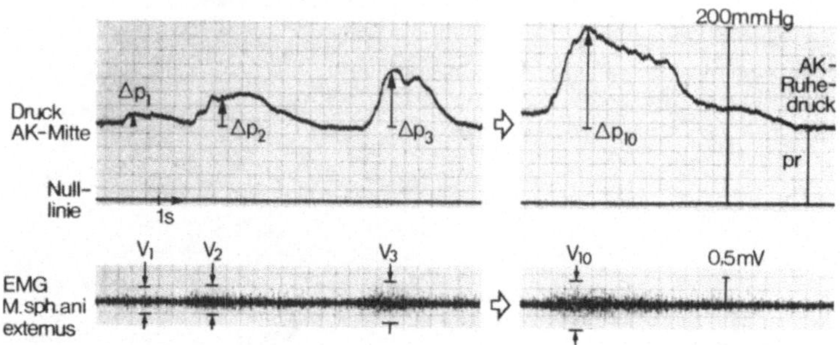

Abb. 7. Druckkurvenverlauf und Elektromyogramm des M. sphincter ani externus bei 10 willkürlichen Kontraktionen unterschiedlicher Intensität
p_r = Ruhetonus; $\Delta p_1 \rightarrow \Delta p_{10}$ = Druckerhöhung; $V_1 \rightarrow V_{10}$ = EMG-Amplituden; *AK* = Analkanal

3.2 Aufstellung der Analsphinkterkennlinie

3.2.1 Theoretische Herleitung

Die Methode der Analspinkterkennlinie benützt zwei physiologische Fakten:

1. Der Analkanalruhedruck ist die Summe des willkürlichen und unwillkürlichen Analsphinkterruhedrucks.

2. Zwischen der elektrischen Muskelaktivität und der Tonuserhöhung eines quergestreiften Muskels besteht eine lineare Abhängigkeit [4, 38].
   Je größer die elektrische Aktivität eines quergestreiften Muskels wird, desto größer ist auch seine Tonuserhöhung.

Dieses zweite Prinzip haben wir modifiziert und auf den quergestreiften M. sphincter ani externus angewandt.
Als Maß für die willkürliche Muskelaktivität sahen wir die Amplitude der entwickelten Muskelströme an.
Da die Tonusentwicklung eines quergestreiften Muskels in unteren Bereichen hauptsächlich über eine Frequenzerhöhung der Aktionspotentiale zustande kommt, darf

a) die Amplitude des Ruheelektromyogramms nicht herangezogen werden;
b) muß berücksichtigt werden, daß im Elektromyogramm des M. sphincter ani externus bei willkürlicher Kontraktion ein Interferenzmuster aufgebaut wird, d.h. eine sehr große Anzahl von motorischen Einheiten feuern gleichzeitig und überlagern sich [39].

Sind diese Voraussetzungen erfüllt, können wir zwischen den beiden Größen – Druckerhöhung und EMG-Amplitude – eine lineare Korrelation erwarten (Abb. 8).

Die Güte dieser Beziehung beschreibt der Korrelationskoeffizient [6, 20, 55].

Bei einer statistisch gesicherten linearen Korrelation läßt sich die entsprechende Regressionsgerade [6, 20, 55]:

$$y = mx + b$$

errechnen (Abb. 8).

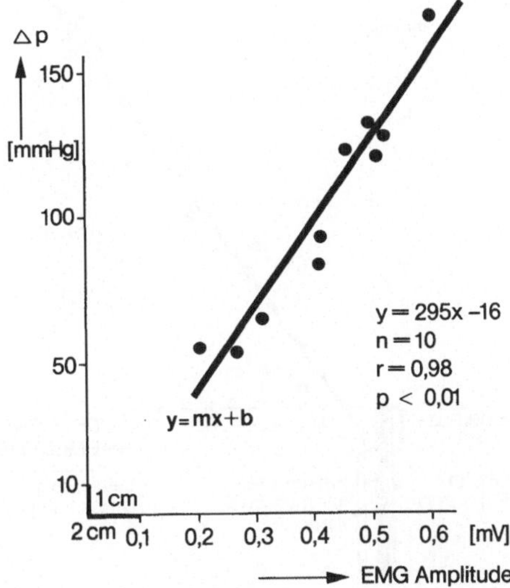

Abb. 8. Korrelation und Regression zwischen Analkanaldruckerhöhung und elektromyographischer Amplitude des M. sphincter ani externus bei willkürlicher Kontraktion (48 J. ♂)
y = Regressionsgerade; *m* = Steigung der Geraden; *b* = Achsenabschnitt; *r* = Korrelationskoeffizient; *p* = Irrtumswahrscheinlichkeit der Korrelation; *n* = Anzahl der willkürlichen Kontraktionen

Extrapoliert man über diese Regressionsgerade auf die EMG-Amplitude null, dann hat der quergestreifte Sphinkter theoretisch keine Ruhefunktion mehr.
Der entsprechende Druckwert an diesem extrapolierten Punkt entspricht dem Achsenabschnitt b der Regressionsgeraden (Abb. 9).
Subtrahiert man diese Größe vom gesamten Analkanalruhedruck, muß das Resultat der isolierte Druck des glatten inneren Schließmuskels sein.
Gegenüber dem Koordinatensystem hat die Regressionsgerade einen Winkel, der der Größe m in der Formel entspricht.
Da es sich um das Resultat willkürlicher Analsphinkterkontraktionen handelt, ist die Größe dieses Winkels eine Funktion des quergestreif-

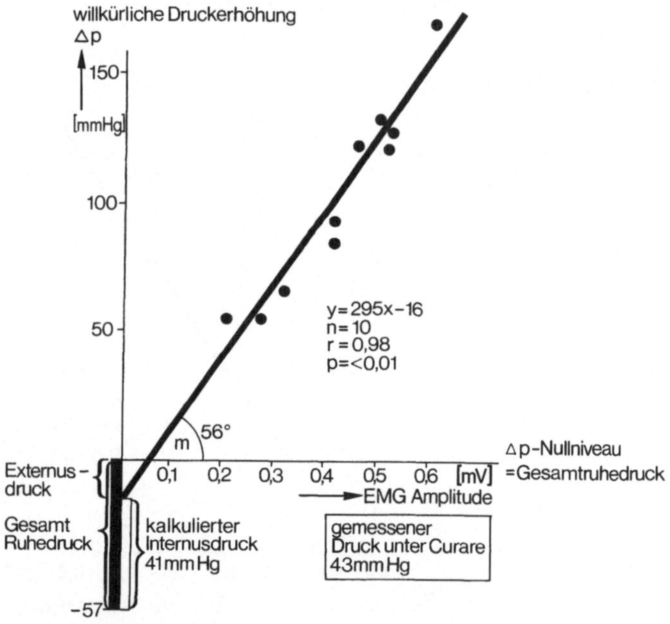

Abb. 9. Die Analsphinkterkennlinie ergibt nach Extrapolation auf die EMG-Amplitude null den isolierten Internusdruck, sowie ein Maß (Steigung *m* der Geraden) für die Leistungsfähigkeit des M. sphincter ani externus
y = Regressionsgerade; *m* = Steigung der Kurve; *n* = Anzahl der Wertepaare, *r* = Korrelationskoeffizient; *p* = Irrtumswahrscheinlichkeit der Korrelation

ten äußeren Analsphinkters, d.h. je größer die Tonussteigerung bei gleicher EMG-Amplitude ist, desto steiler verläuft die Regressionsgerade und desto leistungsfähiger ist der willkürliche Schließmuskel.

3.2.2 Praktisches Beispiel

Bei einem 48jährigen Mann leiteten wir den Druck in Analkanalmitte und das Elektromyogramm des M. sphincter ani externus in seinem mittleren Drittel simultan ab.
Zuerst bestimmten wir den Analkanalruhedruck p_r am Elektromanometer.
10 willkürliche Analsphinkterkontraktionen unterschiedlicher Stärke ergaben 10 verschiedene Druckerhöhungen Δp im Analkanal mit ihren entsprechenden 10 verschiedenen elektromyographischen Amplituden (Abb. 8).
Zwischen diesen beiden Größen bestand in der Korrelationsberechnung eine lineare Abhängigkeit.
Diese Abhängigkeit konnte über eine Regressionsgerade rechnerisch und graphisch ausgedrückt werden.
Dabei entsprach die gesamte EMG-Amplitude der X-Achse – die Druckerhöhung Δp der Y-Achse.
Über die Regressionsgerade wurde auf die EMG-Amplitude null extrapoliert.
Beim EMG-Wert null teilt die Regressionsgerade den negativ eingetragenen Gesamtruhewert auf der Y-Achse (Abb. 9).
Der Teil des Ruhedrucks oberhalb dieses Schnittpunkts muß der Externusanteil am Ruhedruck sein. Dies entspricht dem Achsenabschnitt b der Regressionsgeraden.
Der Anteil, den der Internus am Ruhedruck aufbringt, entspricht dem unteren Anteil des geteilten Gesamtruhedrucks.
In unserem Beispiel betrug der Druck, den der M. ani internus am Gesamtruhedruck aufbrachte, 41 mmHg.
Bezogen auf die Gesamtgröße von 57 mmHg entspricht dies einem Internusanteil von 72% am gesamten Ruhedruck.
Die vergleichende Messung des Analkanalruhedrucks in Curarenarkose beim gleichen Patienten zeigte die Richtigkeit der errechneten Größe (Abb. 9).

3.2.3 Auswertung der Analsphinkterkennlinie

Neben der für die Methode notwendigen Größe des Gesamtruhedrucks erhält man mit der Analsphinkterkennlinie zwei Informationen, die den zwei Konstanten m und b der Regressionsformel [6, 20, 55]:

$$y = mx + b$$

entsprechen.

Der absolute Wert des Achsenabschnitts b ergibt den isolierten Externusdruck bzw. – im Zusammenhang mit dem Gesamtruhedruck – den isolierten Internusdruck ($p_{int.} = p_{Ruhe} - b$).

Standardisierterweise geben wir den Anteil des M. sphincter ani internus am Gesamtruhedruck als Internusdruck in % an.

Die Größe m beschreibt die Steilheit der Kurve [6, 20, 55].

Die Steigung m der Regressionsgeraden gegenüber der X-Achse kann auch als Tangens in Winkelgraden angegeben werden.

Als Winkel ist diese Größe aber abhängig von den Maßeinheiten, die im Koordinatensystem gewählt werden. Wir haben deshalb das Koordinatensystem genormt:

2 cm in der X-Achse entsprechen 0,1 mV,
1 cm in der Y-Achse entsprechen 10 mmHg.

Bei diesen Verhältnissen ist der Winkel zwischen der Analsphinkterkennlinie und der X-Achse der tan $\frac{m}{200}$.

Im Gegensatz zum numerischen Wert von m besitzt der tan m keine Linearität.

4 Patientengut

4.1 Klinische Kriterien der Stuhlinkontinenz

Für die Beurteilung der Stuhlinkontinenz wurden folgende klinische Kriterien herangezogen:

1. fester Darminhalt kann nicht kontrolliert werden,
2. flüssiger Stuhl kann nicht gehalten werden,
3. Darminhalt entweicht bei körperlicher Anstrengung und beim Husten,
4. Winde können nicht gehalten werden,
5. der Patient erreicht bei Bemerken von rektaler Füllung nicht mehr die nächste Toilette,
6. der Patient verspürt weder rektale Füllung noch Eintreten von Faeces in den Analkanal.

Mindestens drei dieser Kriterien trafen bei unseren inkontinenten Patienten zu.

4.2 Voruntersuchungsreihe

Da von vielen Autoren [18, 26, 27, 40] für vergleichende Untersuchungen dem analen Gesamtruhetonus eine große Bedeutung zugemessen wird, haben wir in einem größeren Kollektiv von gesunden Probanden die Brauchbarkeit dieser Größe analysiert.

Es handelt sich um 55 Erwachsene, mit einem Durchschnittsalter von 45 Jahren. Die jüngste untersuchte Person war 22 Jahre, und die älteste 79 Jahre alt.

Die Geschlechtsverteilung war mit 29 Männern und 26 Frauen ausgeglichen.

4.3 Untersuchungsreihe für die Analsphinkterkennlinie

Bei 101 Erwachsenen stellten wir mit simultaner Manometrie und Elektromyographie eine Analsphinkterkennlinie auf.
Voraussetzung war die Ausbildung eines Interferenzmusters bei willkürlicher Analsphinkterkontraktion im Elektromyogramm des M. sphincter ani externus.
Diese Bedingung konnte eine Reihe von Patienten mit Rektumprolaps und Stuhlinkontinenz nicht erfüllen. Deshalb wurden sie nicht zur Auswertung herangezogen.

4.3.1 Normalgruppe

Sie bestand aus 22 proktologisch gesunden Personen. Es handelte sich um 6 Frauen und 16 Männer. Das mittlere Alter dieser Gruppe betrug 33,4 Jahre – die jüngste untersuchte Person war 25, die älteste 71 Jahre alt.
Nur diese Gruppe zogen wir für den statistischen Vergleich mit anderen Kollektiven heran, da nur hier gleiche Versuchsbedingungen mit Nadelelektrode im Analsphinkter vorlagen.
Dies war bei den Probanden in der Voruntersuchungsreihe nicht der Fall.
Von den 22 Personen in dieser Gruppe mußten sich 10 Patienten wegen eines Ulcus duodeni einer selektiven Vagotomie unterziehen. Bei diesen 10 Patienten haben wir eine vergleichende Untersuchung im wachen Zustand und in Narkose mit Curarisierung der gesamten quergestreiften Muskulatur durchgeführt.

4.3.2 Gruppe von Patienten mit Hämorrhoiden

Diese Gruppe bestand aus 14 Patienten mit Hämorrhoiden zweiten Grades [23, 29]. In diesem Kreis waren 4 Frauen und 10 Männer. Das mittlere Alter betrug 43 Jahre. Der jüngste Patient war 20, der älteste 56 Jahre alt.

4.3.3 Gruppe von Patienten mit chronischer Obstipation

16 Patienten erfüllten die von uns geforderten Bedingungen der Laxantienabhängigkeit, d. h. bei Nichteinnahme eines Abführmittels trat länger als 4 Tage kein Stuhlgang ein. Die proktologische Untersuchung ergab außer einer Melanosis coli keine Auffälligkeiten. In diesem Kollektiv befanden sich 12 Frauen und 4 Männer. Das mittlere Lebensalter betrug 55,6 Jahre. Die jüngste Patientin war 15, die älteste 57 Jahre alt.

4.3.4 Gruppe von Patienten mit Rektumprolaps

21 Patienten hatten einen kompletten Rektumprolaps, d. h. das Rektum trat bei der Defäkation mit all seinen Wandschichten nach außen [23].

Rektumprolaps mit Stuhlinkontinenz:
In 15 Fällen hatte ein Rektumprolaps zur Stuhlinkontinenz geführt. 4 von diesen Patienten waren Männer, 11 waren Frauen. Das Durchschnittsalter betrug 56 Jahre. Die jüngste Patientin war 28, die älteste 75 Jahre alt. Bei allen 15 Patienten kam es bei willkürlicher Kontraktion im Externus-EMG zu einem Interferenzmuster.

Rektumprolaps mit Stuhlkontinenz:
In dieser relativ kleinen Gruppe von 6 Patienten waren 1 Mann und 5 Frauen. Das mittlere Alter betrug 41,8 Jahre. Die jüngste Patientin war 27, die älteste war 62 Jahre alt. Da diese Gruppe klein war, berücksichtigen wir sie zwar wegen ihrer pathophysiologischen Bedeutung, prüften sie jedoch nicht im statistischen Test.

4.3.5 Gruppe von Patienten nach tiefer Rektumresektion

Bei 24 Patienten, die sich wegen eines Karzinoms einer tiefen sphinktererhaltenden Rektumresektion unterziehen mußten, wurde eine Analsphinkterkennlinie erstellt. Bei dieser Gruppe war die Resektion des Rektums bis weit ins distale Drittel vorgenommen worden.

Verifiziert wurde die Tiefe der Resektion durch eine postoperative Rektoskopie:

Die Anastomose durfte nicht weiter als 8 cm – gemessen vom anokutanen Übergang – *entfernt liegen.*

Nach Abzug der Analkanallänge mit durchschnittlich 3–4 cm [15, 23, 59, 75] waren bei diesen Patienten maximal nur noch 4–5 cm des Rektums von seinen durchschnittlichen 12 cm vorhanden [23]. Im Schnitt waren bei einer so gemessenen mittleren Anastomosenhöhe von 6 cm nur 2–3 cm des distalen Rektums vorhanden. In dieser Gruppe befanden sich 13 Männer und 11 Frauen. Das mittlere Alter betrug 57,1 Jahre. Der jüngste Patient war 29, der älteste 75 Jahre alt. Bei allen Patienten war postoperativ zur Entlastung der Anastomose eine mehrmalige kräftige manuelle Sphinkterdehnung durchgeführt worden.
Im Durchschnitt lagen zwischen Sphinkterfunktionsprüfung und Operation 11,6 Monate.
Der kürzeste postoperative Abstand betrug 1 Monat, der längste 23 Monate.
In 22 Fällen war es postoperativ zu keinen Komplikationen gekommen.
Eine 75jährige Patientin klagte 23 Monate nach der Operation noch über eine Stuhlinkontinenz. Die übrigen 21 Patienten waren bei der Untersuchung klinisch kontinent.
Bei einer 44jährigen und einer 55jährigen Patientin kam es zu einer Anastomoseninsuffizienz.
Klinisch waren als Ausdruck der Insuffizienz septische Temperaturen sowie eine Leukozytose vorhanden. Die Anastomoseninsuffizienzen konnten in beiden Fällen röntgenologisch nachgewiesen werden. Mit einem temporären Anus praeter kamen in beiden Fällen die Insuffizienzen zur Ausheilung. Zwischen der Rektumresektion und der Untersuchung waren 16 bzw. 14 Monate verstrichen.
Die Untersuchung fand in beiden Fällen ein halbes Jahr nach der Anus praeter-Rückverlagerung statt. Zu diesem Zeitpunkt war klinisch bei beiden Patientinnen eine schwere Stuhlinkontinenz vorhanden.

4.3.6 Zusammengefaßte Gruppe von Patienten mit Stuhlinkontinenz

Die Gruppe rekrutierte sich aus den 15 Patienten mit Rektumprolaps und Stuhlinkontinenz sowie aus den 3 Patienten mit Stuhlinkontinenz nach Rektumresektion. Bei einer 32jährigen Patientin war es bei einer Analfisteloperation zu einer Sphinkterdurchtrennung mit nachfolgender Stuhlinkontinenz gekommen.
Wegen seiner besonderen Bedeutung wurde ein 66jähriger Patient mit einer sensorischen Stuhlinkontinenz [11] nicht in diese Gruppe aufgenommen, sondern ihr gegenübergestellt.
Es handelte sich um einen Patienten, der nach einer zirkulären ausgedehnten Hämorrhoidektomie nach Whitehead [10, 11, 76] mit völliger Entfernung der sensiblen Analkanalschleimhaut inkontinent geworden war. Wegen der intakten Analsphinktermuskulatur bei gleichzeitigem Verlust der sensiblen Analkanalschleimhaut stellte sich hier ein Sonderfall dar.
Insgesamt bestand die Gruppe aus 16 Frauen und 4 Männern. Das Durchschnittsalter betrug 54,8 Jahre. Die jüngste Patientin war 28 Jahre, die älteste 75 Jahre alt.

5 Statistische Tests

Ein biologischer Unterschied zwischen zwei verschiedenen Kollektiven kann sich äußern in Mittelwertsunterschieden der verglichenen Merkmale oder auch in verschiedenen biologischen Streuungen der beiden Gruppen.

5.1 Mittelwertsvergleich

Für den Mittelwertsvergleich der verschiedenen Kollektive zogen wir den U-Test von Wilcoxon [20, 55] für unabhängige Stichproben heran.

Es handelt sich hier um einen Rangtest, der verteilungsunabhängig ist.

5.2 Streuungsvergleich

Wir haben die Frage, ob das verglichene Merkmal der jeweiligen Gruppe gemeinsam ist oder ob dieses quantitative Merkmal verschiedenen biologischen Gegebenheiten entspringt, im sog. F-Test geprüft [6, 20, 55]. Dabei werden die Varianzen der verglichenen Stichproben auf Gleichheit und Homogenität geprüft.

Für diesen Test haben wir eine angenäherte Normalverteilung unserer Stichproben vorausgesetzt.

6 Ergebnisse

6.1 *Anwendbarkeit der neuen Methode*

6.1.1 *Nachweis der Voraussetzungen*

Ruheaktivität des äußeren Analsphinkters:
Die Behauptung, daß am gesamten Ruhedruck des Analsphinkters in Analkanalmitte auch der äußere Schließmuskel beteiligt ist, setzt voraus, daß dieser eine elektrische Ruheaktivität besitzt.
Dies war bei allen 101 untersuchten Personen der Fall. Durch Langzeitelektromyogramme des M. sphincter ani externus läßt sich nachweisen, daß diese Ruheaktivität im Gegensatz zu anderen Skelettmuskeln ständig besteht (Abb. 10 und 11).

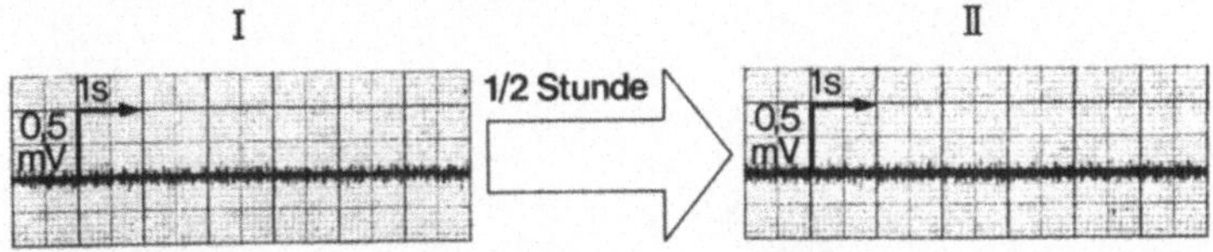

Abb. 10. Ruheelektromyogramm des M. sphincter ani externus bei einem enddarmgesunden Probanden (35 J. ♂)

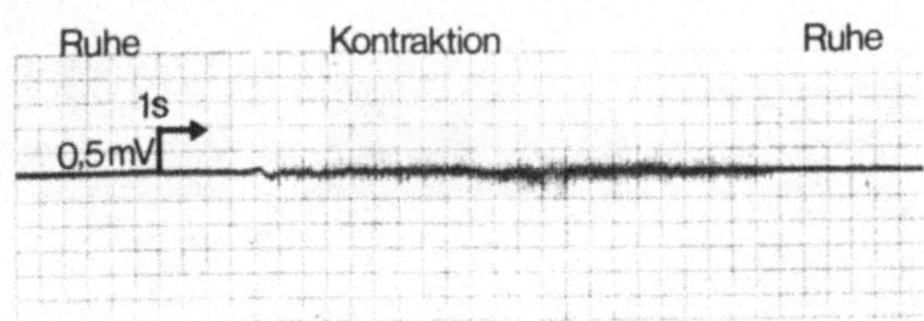

Abb. 11. Im Elektromyogramm des M. abductor pollicis longus besteht im Gegensatz zu Abb. 10 keine Ruheaktivität

Lineare Korrelation zwischen der elektromyographischen Amplitude des äußeren Schließmuskels und der willkürlichen Drucksteigerung: Für die Erstellung einer Analsphinkterkennlinie ist eine lineare Korrelation zwischen der elektrischen Amplitude des äußeren Analsphinkters und der Druckerhöhung bei willkürlicher Kontraktion Voraussetzung. Wir konnten diese lineare Korrelation zwischen der EMG-Amplitude und der Druckerhöhung bei willkürlicher Kontraktion mit einem mittleren Korrelationskoeffizienten von 0,91 bei einer Standardabweichung von ± 0,08 bei 101 Probanden nachweisen. Für den Korrelationskoeffizienten liegt bei 10 Wertepaaren die untere Grenze der 1%-Signifikanzschranke für den einseitigen Korrelationstest bei 0,715 [20, 55]. 10 willkürliche Kontraktionen sind also für eine gute Korrelation der beiden Wertepaare ausreichend. Nur 3 von unseren 101 Korrelationskoeffizienten lagen jenseits dieser Grenze (Abb. 12).

Damit die Regressionsgerade ($y = mx + b$) den negativ eingesetzten Gesamtruhedruck teilen kann, muß der Achsenabschnitt b negativ und die Steigung m positiv sein.

Dies war bei allen 101 Untersuchungen, die zur Auswertung herangezogen wurden, der Fall. Hiermit ist die Methode der Analsphinkterkennlinie für den menschlichen Analsphinkter anwendbar.

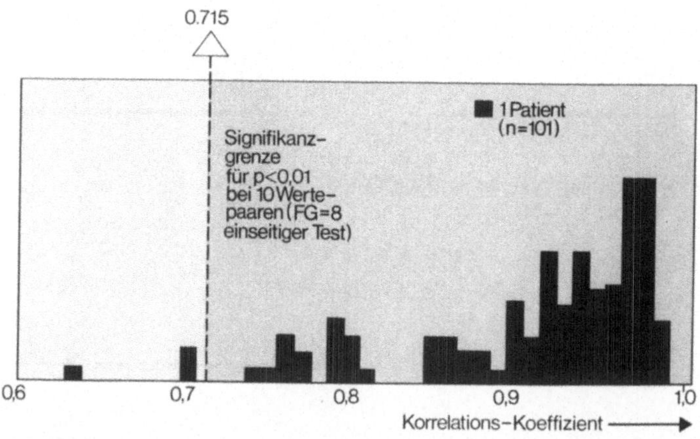

Abb. 12. Histogramm der Korrelationskoeffizienten r bei 101 Personen mit jeweils 10 Wertepaaren und die Stellung zur Signifikanzschranke $p = 0,01$ bei 8 Freiheitsgraden *(FG)* für den einseitigen Test

6.1.2 *Vergleichende Untersuchung des kalkulierten Internusdrucks mit dem tatsächlichen Wert in Curare-Narkose*

Wir haben die Hypothese, daß man durch Extrapolation den isolierten Internusdruck individuell bestimmen kann, durch vergleichende Messungen am wachen und curarisierten Patienten überprüft. Als Probanden wurden 10 Patienten herangezogen, die sich einer Parietalzellvagotomie unterziehen mußten. Bei dieser Gruppe waren wegen der spezifischen Prämedikation ohne Atropin die geringsten Einflüsse auf die glatte Muskulatur zu erwarten (Tabelle 1).

Präoperativ berechneten wir über die Analsphinkterkennlinie den isolierten Anteil des M. sphincter ani internus. Nach der Narkoseeinleitung curarisierten wir den Patienten, bis im EMG des äußeren Analsphinkters keine Aktivität mehr nachweisbar war. Dann wurde der Druck in Analkanalmitte am Elektromanometer im 100 mmHg-Meßbereich bestimmt.

Bei den 10 Patienten betrug der durchschnittliche Fehler zwischen dem kalkulierten Internusdruck und dem in Curare gemessenen Internusdruck 0,6 mmHg ($s = \pm 2{,}01$) (Tabelle 2).

Die statistische Analyse der einzelnen Fehler ergab keinen Hinweis auf systematische Fehler. Die Korrelation zwischen den 10 kalkulierten und gemessenen Werten hatte einen Koeffizienten r von 0,9806.

Er lag im 99%-Konfidenzbereich (0,8115; 0,9954) für den wahren Korrelationskoeffizienten. Damit ist die Aussage erlaubt, daß man

Tabelle 1. Narkoseschema für die vergleichenden Untersuchungen mit Curarisierung der quergestreiften Muskulatur

Narkose		
Praemedikation	Morphin 10 mg	
Einleitung	Thiopental 4–5 mg/kg KG O_2/NO_2	
Intubation	Succinylcholin 1 mg/kg KG	
Unterhaltung		
Curarisierung (nicht depolarisierend) bis Analsphinkter EMG → 0	Pancuronium Fentanyl O_2/NO_2	0,075 mg/kg KG 0,005 mg/kg KG

Tabelle 2. Vergleich des theoretisch bestimmten Internusdrucks mit dem in Curarenarkose gemessenen Wert ($\overline{m}$ = mittlerer Fehler; s = Standardabweichung des Fehlers; n = Anzahl der Probanden)

Patient (n = 10)	Internusdruck kalkuliert (mmHg)	Internusdruck gemessen unter Curare (mmHg)	Fehler (mmHg)
SCH.	45	43	2
R.	41	43	−2
V.	35	33	2
M.	62	59	3
G.	44	43	1
K.	64	67	−3
E.	51	49	2
L.	44	45	−1
N.	60	60	±0
F.	55	53	+2
			$\overline{m}$=0,6 (s= ±2,01)

mit der Analsphinkterkennlinie den isolierten Internusdruck mit ausreichender Zuverlässigkeit kalkulieren kann.

6.1.3 Grenzen der Methode

Voraussetzung für die Methode ist der Aufbau eines Interferenzmusters bei willkürlicher Analsphinkterkontraktion im EMG des M. sphincter ani externus (Abb. 13 u. 14).
Dies traf bei allen zur Auswertung herangezogenen Untersuchungen zu.
10 Patienten mit Rektumprolaps und Stuhlinkontinenz konnten wegen einer weit fortgeschrittenen Degeneration von Muskelfasern kein Interferenzmuster bei willkürlicher Kontraktion aufbauen (Abb. 14).
Fehlt das Interferenzmuster, wird die Druckerhöhung bei willkürlicher Kontraktion hauptsächlich über eine Frequenzsteigerung der Muskelaktionspotentiale hervorgerufen.
Wendet man in einem solchen Fall die Methode der korrelativen Analsphinkterdifferenzierung an, besteht keine statistisch gesicherte

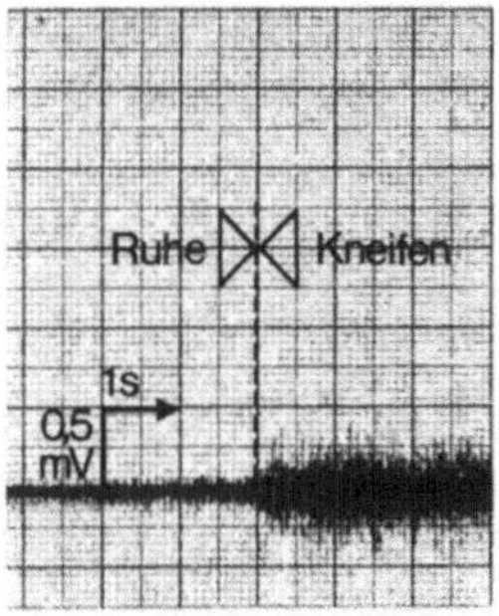

Abb. 13. Normales Interferenzmuster im Elektromyogramm des M. sphincter ani externus eines gesunden Probanden (31 J. ♂) bei willkürlicher Kontraktion

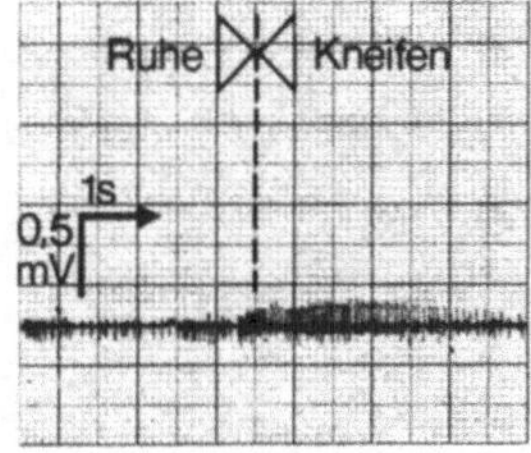

Abb. 14. Pathologisches Elektromyogramm bei willkürlicher Kontraktion des M. sphincter ani externus bei einem 30jährigen Patienten mit chronischer Neuropathie und partieller Muskeldenervation bei Rektumprolaps und Inkontinenz. Kein Interferenzmuster, Druckerhöhung erfolgt hauptsächlich über eine Frequenzerhöhung der Aktionspotentiale

Korrelation zwischen der elektromyographischen Amplitude und der Druckerhöhung des Sphinkters (Abb. 15).
Die Methode ist daher in einem solchen Fall nicht zulässig.

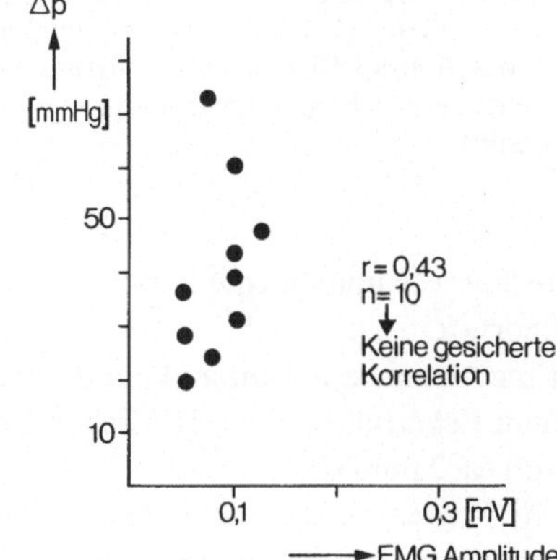

Abb. 15. Beispiel einer Korrelationsberechnung mit fehlendem Interferenzmuster bei willkürlicher Kontraktion des M. sphincter ani externus (55jähriger Patient mit Rektumprolaps und Inkontinenz)
r = Korrelationskoeffizient;
n = Anzahl der Wertepaare

6.2 Analyse des normalen analen Ruhedrucks in der Voruntersuchungsreihe

Bei 55 enddarmgesunden Personen bestand eine lineare Abhängigkeit zwischen dem Analkanalruhedruck und dem Lebensalter. Die Korrelation konnte auf dem 1%-Niveau ($p < 0,01$) gesichert werden (Abb. 16).

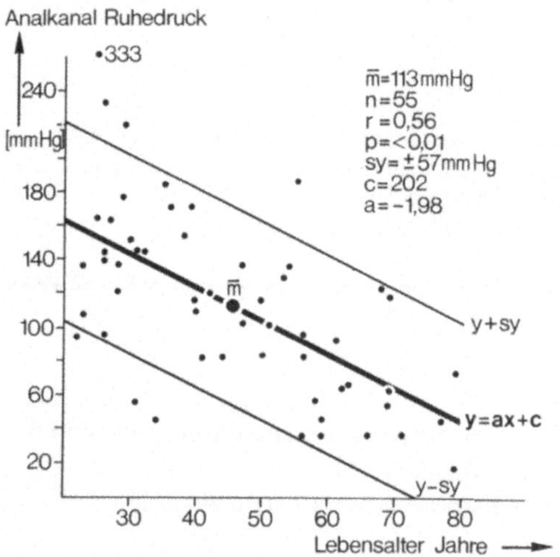

Abb. 16. Abhängigkeit des Analkanalruhedrucks vom Lebensalter $\overline{m}$ = mittlerer Druck des Gesamtkollektivs; n = Anzahl der Personen; r = Korrelationskoeffizient; p = Irrtumswahrscheinlichkeit der Korrelation; $y = ax + c$ = Regressionsgerade; s_y = Standardabweichung des Achsenabschnitts

Je älter die untersuchte Person, desto geringer war der Analkanalruhedruck.

Eine Abschätzung anhand der Regressionsgeraden ergab bei steigendem Lebensalter einen jährlichen Verlust des Analkanalruhedrucks von ca. 2 mmHg.

Die Regressionsgerade hatte eine Standardabweichung des Achsenschnitts von ± 56 mmHg.

Dies zeigt, daß auch bei konstantem Lebensalter eine beträchtliche Streubreite des Analkanalruhedrucks existiert.
Der Mittelwert des Analkanalruhedrucks in diesem Gesamtkollektiv mit einem Durchschnittsalter von 45 Jahren betrug 113 mmHg.
Da in den später zu vergleichenden Kollektiven das durchschnittliche Lebensalter der untersuchten Personen nicht immer vergleichbar war, zogen wir dieses Nomogramm zur abschätzenden Beurteilung heran.
Die Aufschlüsselung des Analkanalruhedrucks in dieser Gruppe nach männlich und weiblich ergab keinen statistisch gesicherten Unterschied.

6.3 Ergebnisse der Analsphinkterkennlinie

6.3.1 Normalgruppe (1. Eckgruppe)

Gesamtruhedruck:
Im Kollektiv von 22 proktologisch gesunden Personen mit einem mittleren Alter von 33,4 Jahren zeigte sich ein durchschnittlicher Ruhedruck in Analkanalmitte von 128 ± 57 mmHg (Abb. 17).

Verhältnis zwischen innerem und äußerem Analsphinkter:
In der Normalgruppe mit 22 Personen wurde über die Analsphinkterkennlinie der Anteil des M. sphincter ani internus am Gesamtruhedruck errechnet.
Er betrug durchschnittlich 74% des gesamten Ruhedrucks (Abb. 17).
Die Standardabweichung war ± 5,8%.
Eine Abhängigkeit dieses Parameters vom Lebensalter und vom Geschlecht ließ sich nicht nachweisen.

Steigung der Analsphinkterkennlinie:
Im Kontrollkollektiv war die Steigung der Regressionsgeraden im Schnitt 357 ± 129 mmHg/mV.
In Winkelgraden angegeben entspricht dies für das standardisierte Koordinatensystem einer mittleren Steigung von 60°.
Die obere Streugrenze der einfachen Standardabweichung um diesen Mittelwert betrug 67°, die unter Grenze 47° (Abb. 19).

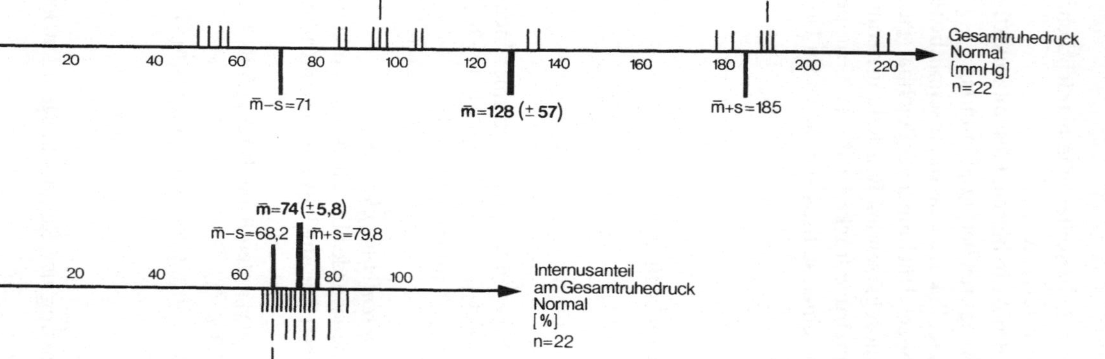

Abb. 17. Histogramm des Analkanalruhedrucks und des Internusanteils am Ruhedruck im normalen Kontrollkollektiv $\overline{m}$ = Mittelwert; s = Standardabweichung; n = Anzahl der Beobachtungen

Auch für diesen Parameter konnten wir keine Abhängigkeit vom Lebensalter oder Geschlecht finden.

6.3.2 Zusammengefaßte Gruppe von Patienten mit Stuhlinkontinenz (2. Eckgruppe)

Gesamtruhedruck:
20 Patienten mit Stuhlinkontinenz, die nicht durch eine Schädigung der sensiblen Analkanalschleimhaut hervorgerufen war, hatten einen mittleren Analkanalruhedruck von 88 mmHg (Abb. 18).
Die Standardabweichung betrug ± 53 mmHg.

Verhältnis zwischen innerem und äußerem Analsphinkter:
Über die Analsphinkterkennlinie ließ sich bei den stuhlinkontinenten Patienten ein mittlerer Anteil des M. sphincter ani internus von 69% am gesamten Ruhetonus errechnen.
Mit einer Standardabweichung von ± 21% bestand eine relativ große Streubreite (Abb. 18).

Steigung der Analsphinkterkennlinie:
Im Kollektiv der stuhlinkontinenten Patienten war die durchschnittliche Steigung der Analsphinkterkennkurve im definierten Koordinatensystem 29 °.
Die obere Grenze des Vertrauensbereichs für die einfache Standardabweichung betrug 38 °, die untere Grenze 18 ° (Abb. 19).
In numerischen Werten angegeben, entspricht dies 111 ± 45 mmHg/mV.

Patient mit sensorischer Inkontinenz:
Nach supraradikaler zirkulärer Hämorrhoidektomie nach Whitehead war es bei einem Patienten zum Verlust der gesamten sensiblen Analkanalschleimhaut gekommen. Er war sensorisch inkontinent.
In der Analsphinkterkennlinie fand sich bei diesem Patienten eine normale Steigung von 57 ° (Abb. 19).
Der M. sphincter ani internus hatte einen Anteil von 48% am gesamten analen Ruhedruck von 44 mmHg (Abb. 18).

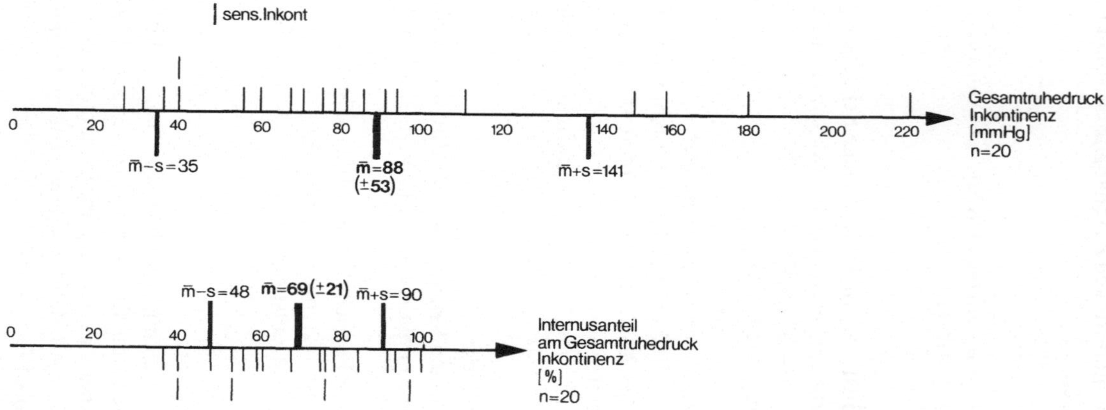

Abb. 18. Histogramm des Analkanalruhedrucks und des Internusanteils am Ruhedruck im Stuhlinkontinenzkollektiv $\overline{m}$ = Mittelwert; s = Standardabweichung; n = Anzahl der Beobachtungen; graphisch abgesetzt: Patient mit sensorischer Inkontinenz

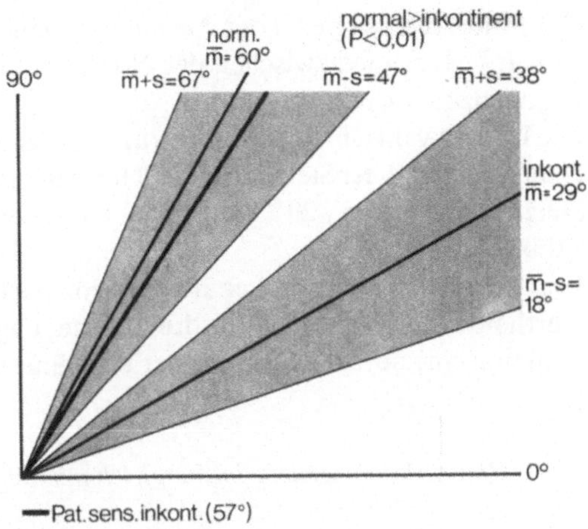

Abb. 19. Vergleich der Analsphinkterkennliniensteigung zwischen der Normal- und Inkontinenzgruppe (22 und 20 Patienten)
$\overline{m}$ = mittlerer Steigungswinkel; s = Standardabweichung

6.3.3 Vergleich der beiden Eckgruppen

Der Mittelwertvergleich des *Analkanalruhedrucks* zwischen der Inkontinenzgruppe und dem Normalkollektiv ergab für die Stuhlinkontinenten einen erniedrigten Ruhetonus (Abb. 17 u. 18).
Im statistischen Test bestand zwar ein signifikanter Unterschied auf dem 2%-Niveau ($p < 0{,}02$). Berücksichtigt man jedoch, daß das Durchschnittsalter in der Normalgruppe um 21,4 Jahre niedriger war, steht einem Ruhedruck dieser Gruppe von 128 mmHg ein fast gleicher alterskorrigierter Wert von 131 mmHg (Abb. 16) in der Gesamtinkontinenzgruppe gegenüber.
Der Vergleich des mittleren *Internusdrucks* zwischen der Gesamtinkontinenzgruppe und dem Kontrollkollektiv zeigte keinen signifikanten Unterschied (Abb. 17 u. 18).
Im F-Test lassen sich jedoch zwei statistisch verschiedene Grundgesamtheiten nachweisen. Im Gegensatz zur Normalgruppe besteht im Inkontinenzkollektiv hinsichtlich des isolierten Internusdrucks mit einer Standardabweichung von 21% eine fast 4mal so große Streubreite wie in der Normalgruppe mit einer Standardabweichung von 5,8%.

Der Mittelwertsvergleich der *Kennliniensteigung* zeigte einen signifikanten Unterschied zwischen der Normalgruppe und dem Stuhlinkontinenzkollektiv.
Die Irrtumswahrscheinlichkeit betrug weniger als 1% (p < 0,01).
Dem Mittelwert der Steigung in der Normalgruppe von 60 ° stand ein Steigungswert von 29 ° in der Inkontinenzgruppe gegenüber (Abb. 19).
Der Patient mit sensorischer Inkontinenz nach supraradikaler Hämorrhoidektomie hatte als Ausdruck seiner ungestörten muskulären Funktion eine normale Steigung der Kennlinie von 57 °.

6.3.4 *Hämorrhoidengruppe im Vergleich mit den beiden Eckgruppen*

Der mittlere *Gesamtruhetonus* im Normalkollektiv unterschied sich statistisch nicht von der Hämorrhoidengruppe (Abb. 20).
Zieht man den mittleren *Internusprozentsatz* am Ruhetonus zum Vergleich der beiden Gruppen heran, resultiert ein signifikanter Unterschied mit einer Irrtumswahrscheinlichkeit von 1% (p < 0,01).
Der Anteil des M. sphincter ani internus am Gesamtruhedruck zeigte sich in der Hämorrhoidengruppe im Durchschnitt mit 91% gegenüber der Normalgruppe mit 74% deutlich erhöht (Abb. 21).
Die *Steigung* der Analsphinkterkennlinie war beim Hämorrhoidalleiden mit durchschnittlich 49 ° gegenüber der Normalgruppe mit 60 ° vermindert (Abb. 22). Dieser Unterschied ist auf dem 5%-Niveau signifikant (p < 0,05). Verglichen mit der mittleren Steigung von 29 ° in der Gesamtinkontinenzgruppe war die Kennliniensteigung bei den Hämorrhoidenpatienten signifikant größer (p < 0,01). Die mittlere Steigung dieser Analsphinkterkennlinien liegt zwischen den beiden Eckgruppen und ist gegenüber beiden signifikant verschieden (Abb. 22).

Abb. 20. Verteilung des Gesamtruhedrucks (Strichhistogramme) bei Patienten ▷ mit Rektumprolaps (inkontinent und kontinent) chronischer Obstipation und Hämorrhoiden 2. Grads und der Vergleich mit dem Normalkollektiv
$\overline{m}$ = Mittelwert; n = Anzahl der Beobachtungen; s = Standardabweichung

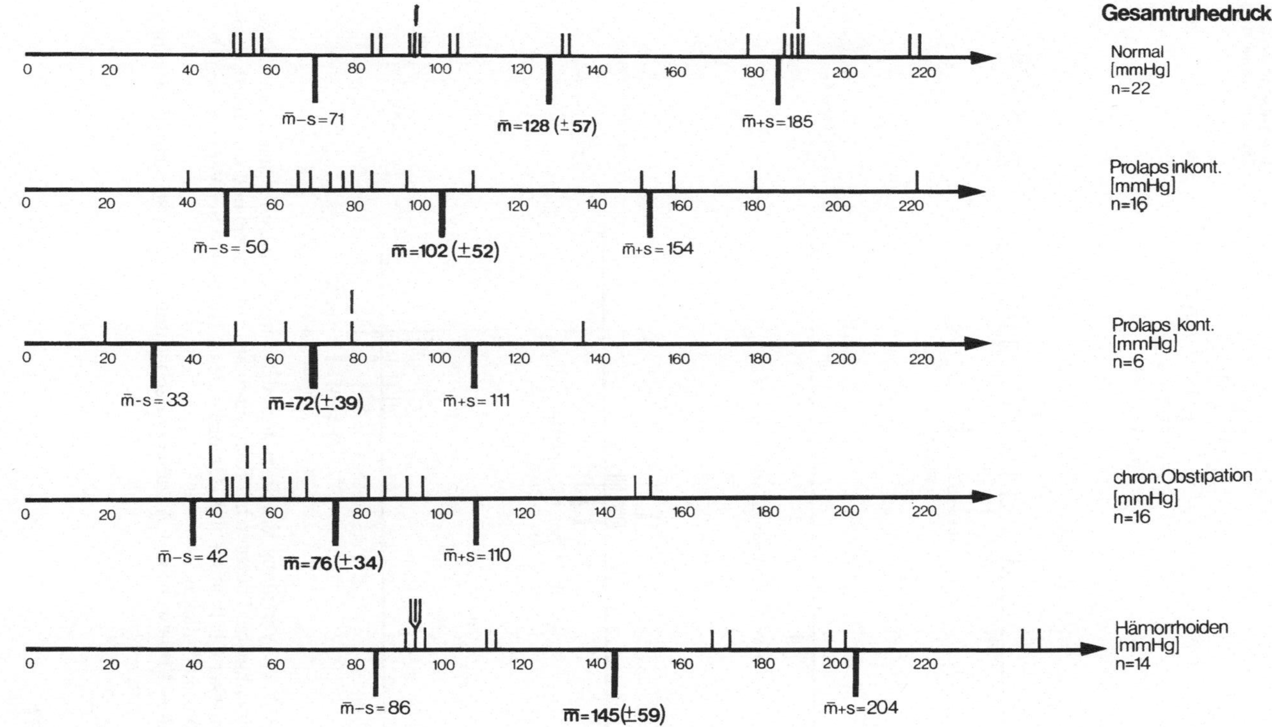

Gesamtruhedruck
Normal [mmHg] n=22
m̄−s=71
m̄=128 (±57)
m̄+s=185
Prolaps inkont. [mmHg] n=16
m̄−s=50
m̄=102 (±52)
m̄+s=154
Prolaps kont. [mmHg] n=6
m̄-s=33
m̄=72(±39)
m̄+s=111
chron. Obstipation [mmHg] n=16
m̄−s=42
m̄=76(±34)
m̄+s=110
Hämorrhoiden [mmHg] n=14
m̄−s=86
m̄=145(±59)
m̄+s=204
0 20 40 60 80 100 120 140 160 180 200 220

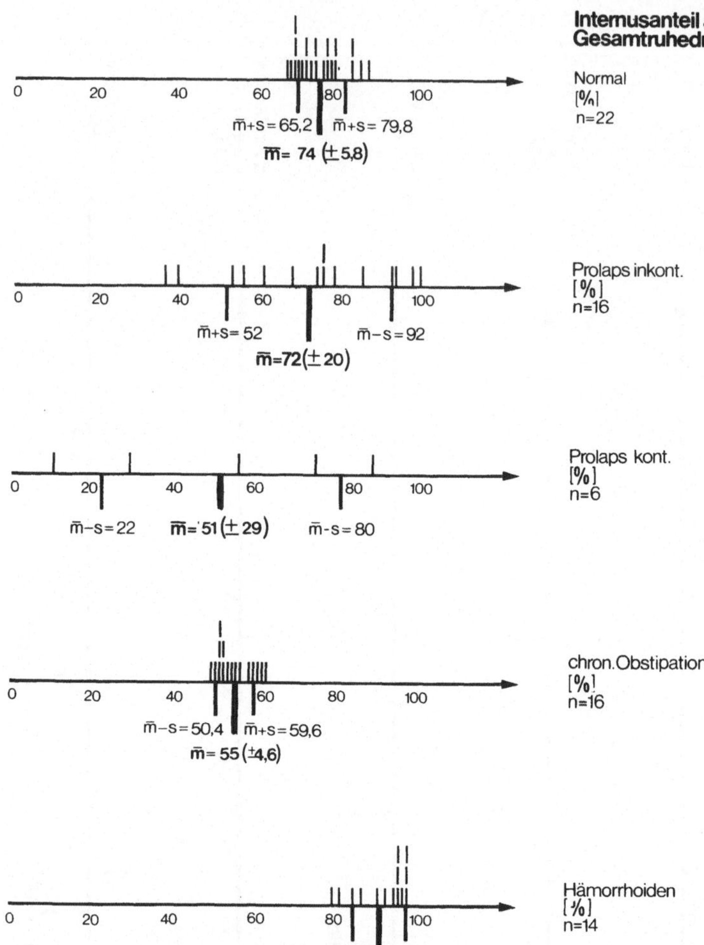

Abb. 21. Verteilung des Internusanteils am Gesamtruhedruck (Strichhistogramme) bei Patienten mit Rektumprolaps (inkontinent und kontinent), chronischer Obstipation und Hämorrhoiden 2. Grads und der Vergleich mit dem Normalkollektiv
$\overline{m}$ = Mittelwert; n = Anzahl der Beobachtungen; s = Standardabweichung

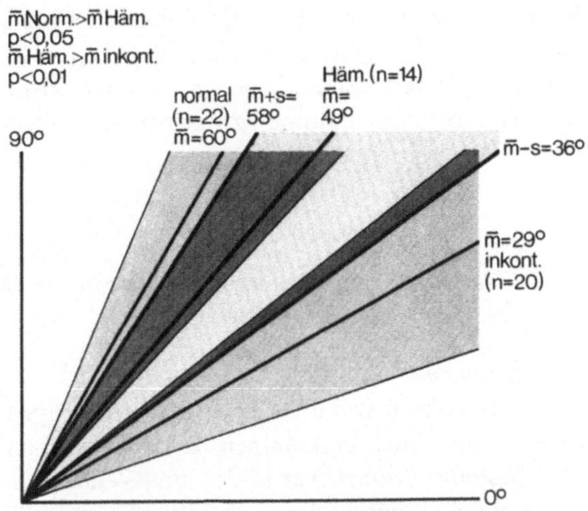

Abb. 22. Steigung der Analsphinkterkennlinie bei Patienten mit Hämorrhoiden 2. Grades im Vergleich zur Normal- und Inkontinenzgruppe
$\overline{m}$ = Mittelwert der Steigung; n = Anzahl der Beobachtungen; s = Standardabweichung; p = Irrtumswahrscheinlichkeit des Mittelwertvergleichs

6.3.5 Obstipationsgruppe im Vergleich mit den beiden Eckgruppen

Die Mittelwerte des *Gesamtruhedrucks* von 76 mmHg bei den 16 obstipierten Patienten und 128 mmHg in der normalen Vergleichsgruppe waren signifikant verschieden (Abb. 20).
Kalkuliert man über das Nomogramm einen Altersunterschied von 22,2 Jahren ein, so ergibt sich zwischen beiden Gruppen nur noch ein Unterschied der Mittelwerte von rund 8 mmHg. Ein signifikanter Unterschied besteht dann nicht mehr.
Demgegenüber zeigte der altersunabhängige *isolierte* Internusanteil am Ruhetonus mit 55% in der Obstipationsgruppe und 74% im Normalkollektiv einen signifikanten Unterschied der Mittelwerte (Abb. 21). Diese Signifikanz ließ sich auf dem 1%-Niveau ($p < 0{,}01$) sichern.
Die *Steigung* der Analsphinkterkennlinie in der Gruppe der Patienten mit chronischer Obstipation war fast identisch mit der Steigung in der Hämorrhoidengruppe. Bei einer mittleren Steigung von 49° bestand

sowohl gegenüber der Normalgruppe als auch der gesamten Inkontinenzgruppe ein signifikanter Unterschied ($p < 0{,}01$). Die Steigung der Analsphinkterkennlinie bei chronischer Obstipation lag wie die der Hämorrhoidengruppe zwischen den beiden Eckgruppen (Abb. 23).

6.3.6 Rektumprolapsgruppe im Vergleich mit der Obstipationsgruppe und den beiden Eckgruppen

Stuhlkontinenz:
Mit einer Anzahl von 6 Patienten war die Gruppe der Rektumprolapspatienten mit Stuhlkontinenz zu klein für Signifikanztests.
Der *Gesamtruhedruck* war in der um 8,4 Jahre älteren Rektumprolapsgruppe mit durchschnittlich 72 mmHg gegenüber dem Kontrollkollektiv mit einem Ruhedruck von 128 mmHg erniedrigt (Abb. 20). Der Mittelwert des *isolierten Internusdrucks* dieser Rektumprolaps-

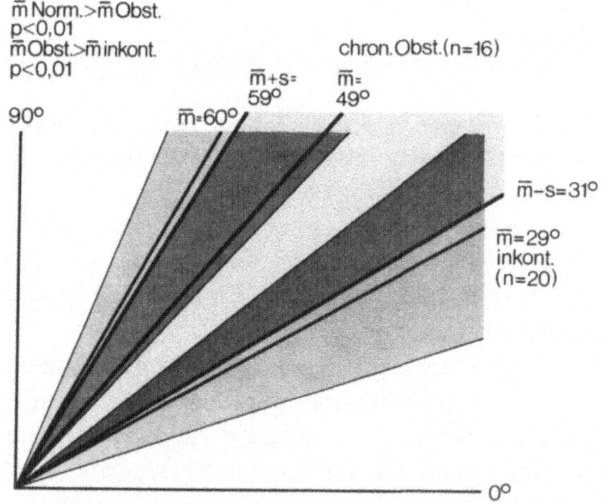

Abb. 23. Steigung der Analsphinkterkennlinie bei Patienten mit chronischer Obstipation im Vergleich zur Normal- und Inkontinenzgruppe
$\overline{m}$ = Mittelwert der Steigung; n = Anzahl der Beobachtungen; s = Standardabweichung; p = Irrtumswahrscheinlichkeit des Mittelwertvergleichs

gruppe mit Stuhlkontinenz zeigte mit 51% eine große Ähnlichkeit mit dem der Obstipationsgruppe von 55% (Abb. 21).
Als Ausdruck der Stuhlkontinenz dieser Gruppe von Patienten mit Rektumprolaps war die Steigung der *Analsphinkterkennlinie* mit einem Mittelwert von 57 ° normal.

Stuhlinkontinenz:
Naturgemäß verhielten sich die drei Parameter bei den Patienten mit Stuhlinkontinenz und Rektumprolaps wie die in der Gesamtinkontinenzgruppe, da sich diese überwiegend aus Patienten mit Rektumprolaps und Stuhlinkontinenz rekrutierte.
Gegenüber der Normalgruppe war die *Kennliniensteigung* mit einem Mittelwert von 31 ° signifikant verringert (p < 0,01) (Abb. 24).
Der *mittlere Internusanteil* am Ruhetonus war mit 72% in der inkontinenten Rektumprolapsgruppe fast identisch mit dem Normalkollektiv von 74% (Abb. 21).
Statistisch gesehen handelte es sich jedoch um zwei verschiedene Grundeinheiten. Die biologische Streubreite bei den inkontinenten

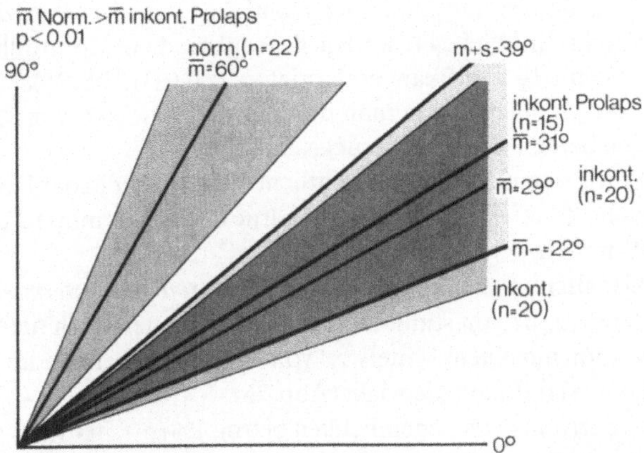

Abb. 24. Steigung der Analsphinkterkennlinie bei Patienten mit Rektumprolaps und Stuhlinkontinenz im Vergleich zur Normal- und Gesamtinkontinenzgruppe
$\overline{m}$ = Mittelwert der Steigung; *n* = Anzahl der Beobachtungen; *p* = Irrtumswahrscheinlichkeit des Mittelwertvergleichs

Rektumprolapspatienten ist wesentlich größer als in der Normalgruppe.
Der *Gesamtruhetonus* ist mit 102 mmHg in der inkontinenten Prolapsgruppe nicht signifikant verschieden vom Normalkollektiv mit 128 mmHg (Abb. 20). Dies ändert sich auch nicht, wenn man den Altersunterschied zwischen den beiden Gruppen berücksichtigt.
Gegenüber der Rektumprolapsgruppe mit erhaltener Stuhlkontinenz und der Obstipationsgruppe findet sich eine Änderung des Verhältnisses zwischen M. sphincter ani internus und M. sphincter ani externus. Der mittlere Internusanteil am Gesamtruhetonus ist mit einem Wert von 72% bei den inkontinenten Prolapspatienten normal, die biologische Streuung mit einer Standardabweichung von 19,6% jedoch viel größer.

6.3.7 Gruppe nach tiefer Rektumresektion im Vergleich mit den beiden Eckgruppen

Unkomplizierter Verlauf und Stuhlkontinenz:
Nach tiefer Rektumresektion mit unkompliziertem Verlauf an der Anastomose und klinischer Kontinenz war der *Analkanaldruck* mit durchschnittlich 44 mmHg gegenüber dem Kontrollkollektiv von 128 mmHg signifikant erniedrigt ($p < 0{,}01$) (Abb. 25).
Dies gilt auch, wenn man den Altersunterschied von 23,7 Jahren in den beiden Gruppen berücksichtigt.
Bezogen auf das durchschnittliche Lebensalter in der Kontrollgruppe steht dann einem Gesamtruhedruck von 128 mmHg ein Wert von 91 mmHg gegenüber.
Der altersunabhängige Parameter des *isolierten Internusanteils* war in der Gruppe von stuhlinkontinenten Patienten nach tiefer Rektumresektion mit einem Mittelwert von 33% gegenüber 74% im Kontrollkollektiv signifikant niedriger (Abb. 26).
Die Irrtumswahrscheinlichkeit betrug 1% ($p < 0{,}01$).
Die *Steigung* der Analsphinkterkennlinie, ebenfalls altersunabhängig, betrug bei den Patienten nach Rektumresektion im Durchschnitt 50°.
Gegenüber der Normalgruppe war dieser Wert signifikant niedriger ($p < 0{,}05$).

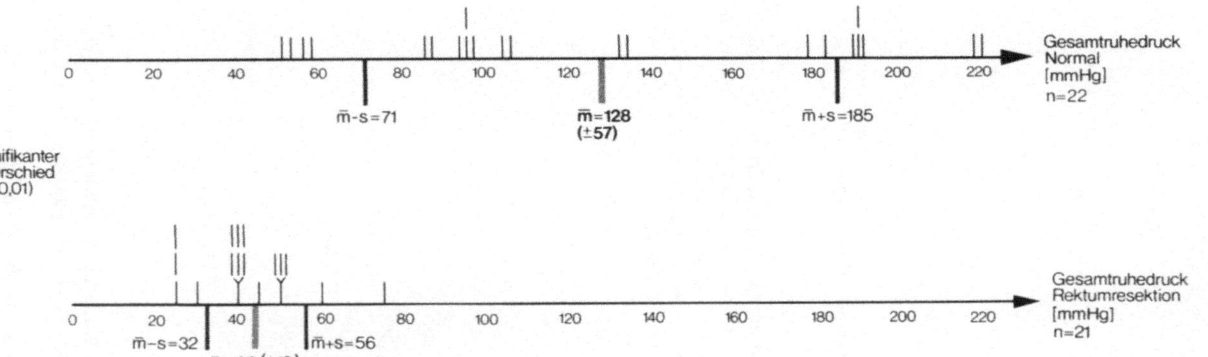

Abb. 25. Histogramm des Gesamtruhedrucks bei klinisch kontinenten Patienten nach tiefer Rektumresektion mit komplikationslosem postoperativem Verlauf im Vergleich mit dem Normalkollektiv

$\overline{m}$ = Mittelwert; n = Anzahl der Patienten; s = Standardabweichung; p = Irrtumswahrscheinlichkeit des Mittelwertvergleichs

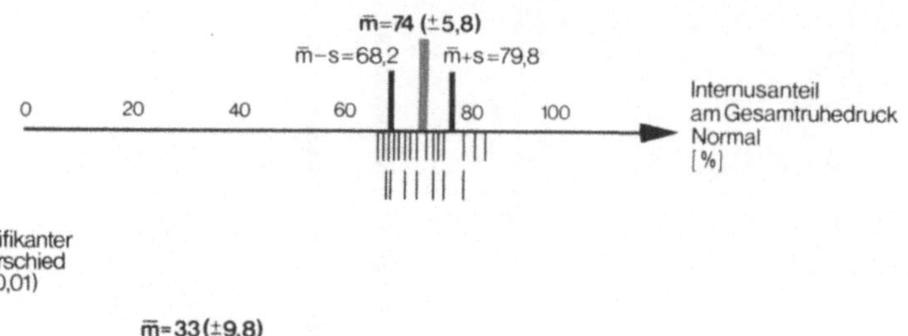

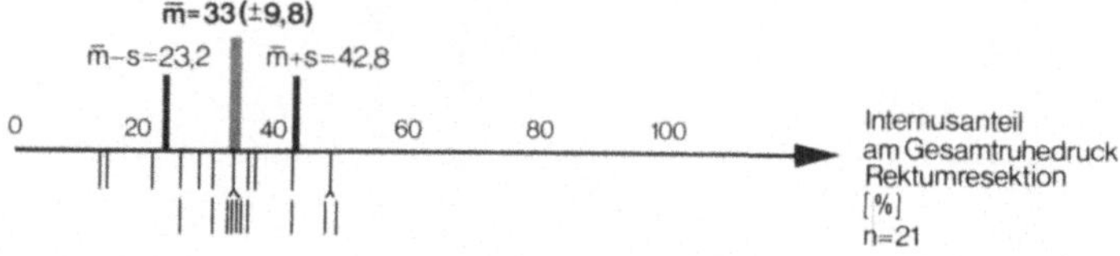

Abb. 26. Histogramm des Internusanteils am Gesamtruhedruck bei klinisch kontinenten Patienten nach tiefer Rektumresektion mit komplikationslosem postoperativem Verlauf im Vergleich mit dem Normalkollektiv
$\overline{m}$ = Mittelwert; n = Anzahl der Patienten; s = Standardabweichung; p = Irrtumswahrscheinlichkeit des Mittelwertvergleichs

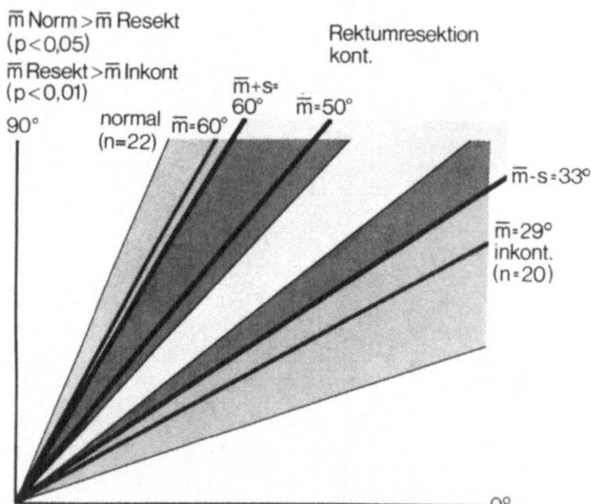

Abb. 27. Steigung der Analsphinkterkennlinie nach unkomplizierter tiefer Rektumresektion mit postoperativer klinischer Kontinenz (n = 21) im Vergleich zur Normal- und Inkontinenzgruppe
$\overline{m}$ = Mittelwert der Steigung; n = Anzahl der Beobachtungen; s = Standardabweichung; p = Irrtumswahrscheinlichkeit des Mittelwertvergleichs

Verglichen mit einer mittleren Steigung in der Gesamtinkontinenzgruppe von 29° ist der Mittelwert nach Rektumresektion mit 50° auf dem Wahrscheinlichkeitsniveau von 1% ($p < 0{,}01$) erhöht.
Die mittlere Steigung der Analsphinkterkennlinie bei den kontinenten Patienten nach Rektumresektion bewegte sich zwischen den beiden Eckgruppen und war von diesen jeweils signifikant verschieden (Abb. 27).

Abhängigkeit von der postoperativen Zeit:
Die Untersuchung der Steigung der Analsphinkterkennlinie in Abhängigkeit von der postoperativen Zeit ergab einen Mittelwert von 46° im ersten postoperativen Jahr.
War mehr als 1 Jahr nach der Operation verstrichen, betrug die durchschnittliche Steigung der Kennlinie 55° (Abb. 28).
Dieser Unterschied war im statistischen Mittelwertsvergleich nicht signifikant.
Wesentlichen Anteil an diesem negativen Mittelwertsvergleich hatte

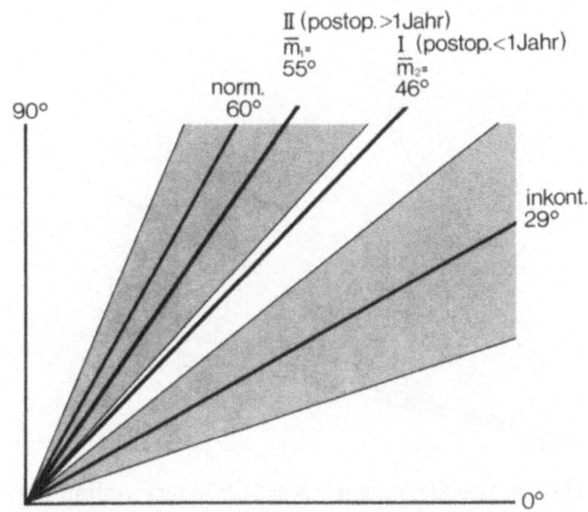

Abb. 28. Die mittlere Steigung der Analsphinkterkennlinie nach tiefer Rektumresektion mit unkompliziertem postoperativem Verlauf und klinischer Kontinenz in Abhängigkeit von der postoperativen Zeit
I = nach der Operation weniger als 1 Jahr verstrichen (13 Patienten;
II = nach der Operation mehr als 1 Jahr verstrichen (9 Patienten)

ein hoher Einzelwert in der Gruppe 1. postoperatives Jahr (29jähriger Mann 1 Monat nach tiefer Rektumresektion: m = 58°).
Die statistischen Bedingungen eines Ausreißers konnten jedoch nicht erfüllt werden [55].
Der durchschnittliche *Internusanteil* am Ruhedruck war mit 33% im ersten postoperativen Jahr und 34% im zweiten Jahr fast gleich. Ebenso fand sich im Vergleich des *Gesamtruhedrucks* keine Abhängigkeit von der postoperativ verstrichenen Zeit.

Unkomplizierter Verlauf und Stuhlinkontinenz:
Eine 75jährige Patientin mit völlig komplikationslosem postoperativen Verlauf klagt 23 Monate nach tiefer Rektumresektion über Stuhlinkontinenz. Als Ausdruck dieser Inkontinenz fand sich eine *Steigung* der Analsphinkterkennlinie von nur 14° (Abb. 29). Der *Gesamtruhetonus* von 40 mmHg bewegte sich nahe dem Mittelwert der stuhlkontinenten Patienten nach tiefer Rektumresektion. Ebenso war der *Anteil des M. sphincter ani internus* am Gesamtruhetonus mit 54% im Bereich der Werte anderer Patienten nach tiefer Rektumresektion.

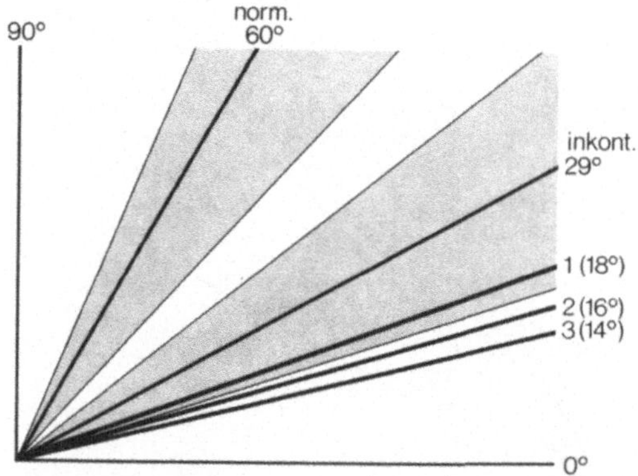

Abb. 29. Die Steigung der Analsphinkterkennlinie bei 3 Patienten mit dauernder Stuhlinkontinenz nach tiefer Rektumresektion
1, 2 = postoperative Anastomoseninsuffizienz; *3* = unkomplizierter postoperativer Verlauf

Anastomoseninsuffizienz und Stuhlinkontinenz:
Die beiden Patienten mit ausgeheilter Anastomoseninsuffizienz hatten als Zeichen ihrer Stuhlinkontinenz eine *Steigung* der Analsphinkterkennlinie von 16 ° und 18 ° (Abb. 29).
Der *Gesamtruhetonus* war mit 31 und 36 mmHg im Vergleich zu den kontinenten Patienten nach tiefer Rektumresektion unauffällig.

7 Diskussion

Zur Methode

Unsere Untersuchungen haben gezeigt, daß es beim Erwachsenen mit der Methode der Analsphinkterkennlinie möglich ist, den isolierten Anteil des glatten inneren Analsphinkters am Gesamtruhedruck mit ausreichender Genauigkeit zu bestimmen.

Dies war bisher mit hinlänglicher Zuverlässigkeit nur in Curarenarkose [16, 27, 28, 82, 83] oder nach kompletter Durchtrennung dieses Muskels [3] möglich. Beide Verfahren sind keine Methoden für Routineuntersuchungen.

Schuster und seine Mitarbeiter haben zwar eine Methode [45, 59, 60, 81] beschrieben, mit der es möglich sein soll, den Druck des internen und externen Analschließmuskels direkt zu messen.

Er ging davon aus, daß am distalen Ende des Analkanals nur der äußere Sphinkter, in Analkanalmitte nur der innere Schließmuskel den jeweiligen Druck erzeugt. Analsphinkterdruckmessungen anderer Autoren zeigen, daß die Ergebnisse von Schuster nicht reproduzierbar sind [50].

Von Stelzner [73] wird die Methode zu Recht abgelehnt, da die postulierte anatomische Situation nicht zutrifft.

Auch am distalen Ende des Analkanals ist der gemessene Druck das Resultat des quergestreiften Sphinkters und des glatten Schließmuskels. Beide Muskeln haben ein gemeinsames distales Ende.

Unsere Methode liefert neben dem isolierten Internusdruck noch eine zweite wichtige Information. Die Steigung der Analsphinkterkennlinie beschreibt die Leistungsfähigkeit der Analsphinktermuskulatur. Je steiler diese Kurve ist, desto leistungsfähiger ist die anale Schließmuskulatur.

Der Vergleich der verschiedenen klinisch kontinenten Gruppen mit dem Stuhlkontinenzkollektiv hat das eindeutig ergeben.

Die Methode der Analsphinkterkennlinie hat ihre Fehlermöglichkeiten und ihre Grenzen.

So wirken der Ballon der Drucksonde im Analkanal und die Nadelelektrode im M. sphincter ani externus als Störfaktoren [14, 16]. Beide führen zu einer Muskelkontraktion.

Dieser Fehler kann vernachlässigt werden, da die von uns verwendete Ballonsonde die entsprechend kleinen Abmessungen hatte [14] und nach dem Plazieren der Sonde und der EMG-Elektrode so lange mit der Untersuchung gewartet wurde, bis eine ausreichende Beruhigung der irritierten Muskulatur eingetreten war.

Am Oszilloskop des Elektromyographen konnte diese Beruhigung beobachtet werden.

Die Analsphinkterkennlinie wird anhand von Meßwerten erstellt, die in der Mitte des Analkanals gewonnen werden.

Unsere bisherigen Ergebnisse zeigen, daß diese Ableitungsstelle repräsentativ für den gesamten Analsphinkter ist.

So weisen alle untersuchten Gruppen ein charakteristisches Verhältnis zwischen Internus- und Externusdruck in Ruhe auf.

Die verminderte Steigung der Analsphinkterkennlinie bei Patienten mit muskulär bedingter Stuhlinkontinenz weist darauf hin, daß das Resultat der Ableitungsstelle in Analkanalmitte repräsentativ für den gesamten Analsphinkter ist.

Mit der Steigung der Analsphinkterkennlinie, die Ausdruck der Leistungsfähigkeit des gesamten Schließmuskels ist, kann nach unseren bisherigen Erfahrungen die sensorische Stuhlkontinenz nicht erfaßt werden. Dies zeigt der normale Steigungswinkel bei einem Patienten mit Verlust der sensiblen Analkanalschleimhaut nach supraradikaler zirkulärer Hämorrhoidektomie nach Whitehead.

Stelzner berichtet über eine ähnliche Erfahrung [76].

Die Steigung der Analsphinkterkennkurve beschreibt also nur die Leistungsfähigkeit der muskulären Anteile des Stuhlkontinenzorgans.

Bisher war es nicht möglich, die Methode bei einer Reihe von Patienten mit Rektumprolaps und Stuhlkontinenz anzuwenden, da auf dem Boden einer neuromuskulären Degeneration kein Interferenzmuster im Elektromyogramm aufgebaut werden konnte [62].

In solchen Fällen wird die Tonuserhöhung im Analkanal bei willkürlicher Kontraktion hauptsächlich über eine Frequenzsteigerung der Aktionspotentiale erzielt.
Der Einsatz eines integrierten Elektromyogramms, in dem Frequenz und Amplituden der Aktionspotentiale berücksichtigt werden, scheint in solchen Fällen erfolgversprechend zu sein [62].
Die praktische Anwendung unserer Methode demonstriert, daß die Aussagekraft der Analsphinkterkennlinie größer ist als die des Gesamtruhedrucks, den eine Reihe von Autoren [18, 26, 27, 40] als einzigen Parameter heranziehen.
So konnte, außer in der Rektumresektionsgruppe, beim Mittelwerts- und Streuungsvergleich zwischen den unterschiedlichsten Kollektiven kein statistisch relevanter Unterschied des Gesamtruhedrucks gefunden werden.
Frühere eigene Untersuchungen [67] und das Ergebnis einer Studie von Said [56] bestätigen dieses Resultat. Der Grund hierfür ist in der Altersabhängigkeit und der großen biologischen Streubreite des analen Gesamtruhedrucks zu sehen.
Demgegenüber liefert die Größe des isolierten Internusdrucks wegen der geringeren biologischen Streubreite in den einzelnen Gruppen, mit Ausnahme des Rektumprolapskollektivs, signifikante Mittelwertsunterschiede.
Zusammen mit der Steigung der Analsphinkterkennkurve lassen sich wertvolle Rückschlüsse auf pathophysiologische Mechanismen des Analsphinkters ziehen. Daß sich diese Rückschlüsse in Übereinstimmung mit anderen Untersuchungsergebnissen befinden, unterstreicht die Richtigkeit unserer nicht-invasiven Methode.

Aspekte zur Pathogenese proktologischer Erkrankungen

Der Internusanteil von 74% am Ruhetonus beim gesunden Erwachsenen belegt die Aussage anderer Autoren [3, 14, 16, 28, 72, 75], daß der anale Ruhetonus hauptsächlich vom M. sphincter ani internus erbracht wird.
Beim Hämorrhoidalleiden geben die meisten Autoren [1, 27, 29, 36, 70] eine Hyperplasie des inneren Analsphinkters als Ursache an.
Unsere Untersuchungen konnten diese Ansicht untermauern. Wir

fanden bei Patienten mit Hämorrhoiden 2. Grads einen charakteristisch erhöhten Internusanteil von durchschnittlich 91% am Gesamtruhetonus.
Die Internusmyotomie und die manuelle Analsphinkterdehnung beim Hämorrhoidalleiden lassen sich hiermit rationell begründen.
Patienten mit chronischer Obstipation weisen nach unseren Untersuchungen einen auf 55% verminderten Anteil des inneren Schließmuskels am Gesamtruhedruck auf. Dies scheint uns ein Hinweis dafür zu sein, daß die chronische Obstipation des Erwachsenen mit Laxantienabusus neben ihrer Manifestation im gesamten Dickdarm [5, 7, 30] auch Auswirkungen auf den Analsphinkter hat.
Riemann [52, 53] fand elektronenmikroskopisch eine neuromuskuläre Degeneration im Dickdarm bei Laxantienabusus.
Der verminderte Internusanteil bei unseren laxantienabhängigen Patienten mit chronischer Obstipation legt den Schluß nahe, daß sich diese neuromuskuläre Degeneration vom Dickdarm bis in den M. sphincter ani internus – die Fortsetzung der zirkulären Dickdarmmuskulatur – erstreckt.
Der Rektumprolaps des Erwachsenen ist eine Erkrankung, die zu einer Traktionsneuropathie mit fortschreitender Degeneration von Muskelfasern des quergestreiften äußeren Analsphinkters und damit zur Stuhlinkontinenz führt [46, 49].
Bei unseren Patienten mit komplettem Rektumprolaps spiegelt sich dieses Fortschreiten der Muskelfaserdegeneration in dem sich ändernden Internus-Externus-Verhältnis wieder.
Die Patienten mit erhaltener Stuhlkontinenz zeigten einen relativ konstanten Anteil des Internus am Gesamtruhedruck von 51%.
Beim Eintreten einer Stuhlinkontinenz stieg dieser Anteil auf 72% bzw. verminderte sich der Anteil des äußeren Schließmuskels wegen der muskulären Degeneration. Die große biologische Streubreite bei Stuhlinkontinenz ist Ausdruck verschiedener Degenerationszustände.
Der mittlere Internusanteil von 51% bei den Patienten mit Rektumprolaps und erhaltener Stuhlkontinenz ähnelt dem der Patienten mit chronischer Obstipation. Dies stützt die These von Deucher [9], die chronische Obstipation sei eine Ursache des Rektumprolapses.
Daß ein hoher Prozentsatz der Rektumprolapspatienten eine chronische Obstipation in der Anamnese hat, ist bekannt [51].

Die Kontinenz nach tiefer Rektumresektion

Die tiefe sphinktererhaltende Rektumresektion ohne lebenslänglichem Anus praeter naturalis hat sich in Deutschland wegen der Furcht vor einer dauernden Stuhlinkontinenz noch nicht völlig durchgesetzt. Viele Chirurgen fürchten, daß bei der fast völligen Entfernung des Rektums mit den darin vermuteten Dehnungsrezeptoren [21, 69, 71, 77, 78] die Analsphinkteradaptation an zunehmende rektale Füllung und damit die Stuhlkontinenz sowie der Defäkationsakt gestört seien. Ferner sei die nervöse Versorgung des für die Stuhlkontinenz essentiellen inneren Analsphinkters nach einer tiefen Rektumresektion unterbrochen [69, 70, 71, 72, 75, 78].

In klinischen Studien [64, 65, 66] konnten wir nachweisen, daß bei unkompliziertem postoperativen Verlauf nur selten eine Stuhlinkontinenz resultiert, die länger als ein halbes Jahr bestehen bleibt.

Ferner gelang uns manometrisch der Nachweis von Dehnungsrezeptoren, die außerhalb des Rektums im Levatorbereich liegen [66].

Dieses Ergebnis war in einer späteren unabhängigen Untersuchung von Lane u. Parks [37] reproduzierbar. Ein gestörter Defäkationsakt nach tiefer Rektumresektion ist demnach nicht zu befürchten. Die vorliegende Untersuchung bestätigt die früheren Studien.

Der mittlere Steigungswinkel der Analsphinkterkennlinie, der sich als potenter Parameter der muskulären Analsphinkterleistung erwiesen hat, lag in Übereinstimmung mit der Klinik bei 21 von 22 Patienten, die eine komplikationslose tiefe Rektumresektion hinter sich hatten, signifikant über dem Wert der stuhlinkontinenten Patienten auf dem Boden einer muskulären Insuffizienz.

Nur eine Patientin mit entsprechend niedrigem Steigungswinkel blieb nach komplikationsloser tiefer Rektumresektion stuhlinkontinent. Der Grund hierfür ist unklar. Möglicherweise bestand schon präoperativ ein Analsphinkterschaden.

In unseren früheren Untersuchungen [65, 66] konnten wir eine Zunahme der Leistungsfähigkeit des Stuhlkontinenzorgans im Laufe der postoperativen Zeit nachweisen. In der jetzigen Studie spiegelt sich diese Beobachtung in der Zunahme des Steigungswinkels der Kennlinie nach dem ersten postoperativen Jahr wider.

Tritt nach tiefer Rektumresektion eine größere Anastomoseninsuffizienz auf, ist die Gefahr einer bleibenden Stuhlinkontinenz sehr groß.

Dies war bei 2 Patienten sowohl klinisch als auch objektiv durch die verminderte Steigung der Analsphinkterkennlinie nachweisbar.
Als Ursache für die Stuhlinkontinenz ist eine Fibrosierung der quergestreiften Analsphinktermuskulatur als Folge der abgeheilten Anastomoseninsuffizienz anzusehen.

Die Bedeutung der beiden Muskelsysteme für die Stuhlkontinenz

Wir fanden bei allen rektumresezierten Patienten mit komplikationslosem Verlauf und zweifelsfreier Kontinenz einen verminderten analen Gesamtruhedruck und einen stark herabgesetzten Anteil des M. sphincter ani internus am Gesamtruhedruck. Beides ist auf die mehrfache postoperative Sphinkterdehnung zurückzuführen [26, 27].
Objektivierbar war die Stuhlkontinenz in diesem Kollektiv durch einen mittleren Steigungswinkel der Analsphinkterkennlinie von 50°, Ausdruck der willkürlichen Analsphinkterfunktion. Da diese Patienten stuhlkontinent waren, liegt der Schluß nahe, daß weder die Größe des gesamten Ruhedrucks noch der Anteil des M. sphincter ani internus die ausschlaggebende Bedeutung für die Stuhlkontinenz haben. Der niedrigste beobachtete Gesamtruhedruck betrug 25 mmHg bei einem Internusanteil am Ruhedruck von nur 13%. Die Steigung der Analsphinkterkennlinie, die Ausdruck der Leistungsfähigkeit der quergestreiften Analsphinktermuskulatur ist, war bei diesem Patienten mit 67° sehr groß.
Wie bei den Patienten mit Hämorrhoiden und chronischer Obstipation lag der mittlere Steigungswinkel bei den kontinenten rektumresezierten Patienten unter dem Mittelwert der normalen Vergleichsgruppe. Dies bedeutet jedoch keine Inkontinenz, wie die Klinik und der signifikante Mittelwertsunterschied zur Inkontinenzgruppe beweisen. Es zeigt nur, daß der gesunde nichtoperierte Erwachsene den leistungsfähigsten Analsphinkter hat.
Die Aufrechterhaltung der Stuhlkontinenz ist eine Leistung einer Vielzahl von Organen und Strukturen (Abb. 1–4). Eine Störung in diesem Regelkreis kann zu Stuhlinkontinenz führen.
Neben der sensiblen Analkanalschleimhaut ist die quergestreifte Analsphinktermuskulatur – der Levator ani mit dem M. puborectalis und der M. sphincter ani externus – nach unseren Erkenntnissen jedoch essentiell für die Stuhlkontinenz.

Bei unseren Untersuchungen drückte sich dies bei den muskulär stuhlinkontinenten Patienten im niedrigen Steigungswinkel der Analsphinkterkennlinie aus, die eine Funktion willkürlicher Sphinkterkontraktionen ist. Es ist zwar richtig, daß die quergestreifte Analmuskulatur des Menschen nicht in der Lage ist eine willkürliche Kontraktion länger als eine Minute aufrechtzuerhalten [44, 46, 47], aber sie besitzt Muskelspindeln und ist zu Eigenreflexen fähig [8, 17, 41, 46, 47, 48, 59, 79, 80, 82]. Diese Eigenreflexe sind nicht ermüdbar.
Für das tägliche Leben bedeutet dies, daß jede intraabdominelle Druckerhöhung beim Gehen, Heben, Husten, Lachen, Niesen etc. zu einer reflektorischen, maximalen, unermüdbaren Kontraktion der quergestreiften Analsphinktermuskulatur führt.
So wird die Stuhlkontinenz gewährleistet.
Der hohe Anteil des M. sphincter ani internus am analen Ruhedruck kann nicht als Beweis dafür herangezogen werden, daß dieser Muskel alleine in der Lage ist, die Kontinenz aufrechtzuerhalten [54, 58, 74].
Nur in der Ruhesituation bringt der innere Schließmuskel rund Dreiviertel des Drucks auf.
Die Stuhlkontinenz wird jedoch nur selten in Ruhe – etwa bei Durchfällen –, dagegen meistens bei intraabdominellen Druckerhöhungen gefährdet.
Iatrogene Verletzungen der quergestreiften Schließmuskulatur mit nachfolgender Inkontinenz und Wiederherstellung der Kontinenz durch Naht des durchtrennten willkürlichen Analsphinkters unterstreichen dies [10, 42].

Die Rollen, die das glatte und das quergestreifte Analsphinktersystem spielen, stellen sich nach unseren Untersuchungen folgendermaßen dar:
Der M. sphincter ani internus hat eine überragende pathophysiologische Bedeutung in der Genese verschiedener proktologischer Erkrankungen, wie dem Hämorrhoidalleiden. Die quergestreifte Analsphinktermuskulatur ist essentiell für die Stuhlkontinenz.
Die Kalkulationsmethode der Analsphinkterkennlinie ist geeignet, pathophysiologische Zusammenhänge bei verschiedenen proktologischen Erkrankungen aufzudecken.
Sie bildet eine wesentliche Bereicherung der bisherigen Analsphinkterfunktionsprüfungen.

8 Zusammenfassung

Funktionelle Untersuchungen am Analsphinkter bei 156 Erwachsenen haben ergeben:

1. Der Analkanalruhedruck ist keine geeignete Größe für vergleichende Untersuchungen, da er altersabhängig ist und eine große biologische Streubreite besitzt.
2. Mit simultaner Manometrie und Elektromyographie läßt sich über eine Regressionsgerade der isolierte Anteil des M. sphincter ani internus am Ruhedruck mit ausreichender Genauigkeit extrapolieren. Der Steigungswinkel der Regressionsgeraden ist ein Maß für die Leistungsfähigkeit des Analsphinkters.
3. Diese beiden Parameter sind geeignet für vergleichende pathophysiologische Untersuchungen.
4. Beim gesunden Erwachsenen beträgt der Internusanteil am Ruhedruck 75%. Beim Hämorrhoidalleiden ist dieser Prozentsatz erhöht, bei der chronischen Obstipation ist er erniedrigt.
5. Beim Rektumprolaps ist das Verhältnis des inneren zum äußeren Schließmuskel im Ruhezustand sehr variabel. Das entspricht der fortschreitenden Muskelfaserdegeneration bei dieser Erkrankung.
6. Nach tiefer sphinktererhaltender Rektumresektion ist die Gefahr einer bleibenden Stuhlinkontinenz gering, wenn die Anastomose komplikationslos heilt. Nach Anastomoseninsuffizienz ist die Gefahr einer Inkontinenz groß.
7. Der Vergleich des Steigungswinkels der Analsphinkterkennlinie zwischen den kontinenten und inkontinenten Patienten zeigte, daß die quergestreifte Analsphinktermuskulatur essentiell für die Stuhlkontinenz ist.

8. Der glatte Schließmuskel scheint dagegen für krankhafte Zustände im Analbereich verantwortlich zu sein.
9. Die sensorische Stuhlinkontinenz wird von der Methode nicht erfaßt. Sie ist ferner bislang nicht anwendbar bei schwerer neuromuskulärer Degeneration mit fehlendem Interferenz-EMG auf dem Boden eines Rektumprolapses.

9 Literatur

1. Allgöwer M, Ruedi Th (1972) What about a vicious circle causing and perpetuating various benign anal diseases? Prog Surg 10: 125–129
2. Bailey JA, Powers JJ, Waylonis GW (1970) A clinical evaluation of electromyography of the anal sphincter. Arch Phys Med Rehabil 7: 403–408
3. Bennet RC, Duthie HL (1964) The functional importance of the internal anal sphincter. Br J Surg 51: 355–357
4. Bigland B, Lippold CJ (1954) The relation between force, velocity and integrated electrical activity in human muscles. J Physiol 123: 214–224
5. Brocklehurst JC (1975) Management of anal incontinence. In: Alexander Williams J (ed) Clinics in gastroenterology. Diseases of the anus and rectum, vol IV. Saunders, London, pp 479–487
6. Cavalli-Sforza L (1972) Biometrie; Grundzüge biologisch-medizinischer Statistik. Fischer, Stuttgart
7. Classen M (1971) Diarrhea and constipation: pathophysiological features of some related diseases. In: Demling L (ed) Gastrointestinal motility. Thieme, Stuttgart, pp 142–148
8. Denny-Brown D, Robertson EG (1935) An investigation of the nervous control of defaecation. Brain 58: 256–310
9. Deucher F (1976) Rund um den Sphinkter: Kontinenzprobleme in der Dickdarmchirurgie. Schweiz Med Wochenschr 106: 273–281
10. Deucher F, Blessing H (1974) Prolapsus and sphincter insufficiency. Prog Surg 13: 98–124
11. Dick W (1955) Die Incontinentia alvi. Bruns' Beitr Klin Chir 190: 394–417
12. Duthie HL (1975) Surgical anatomy and physiology of the colon, rectum and anus. In: Goligher JC (ed) Surgery of the anus, rectum and colon. Baillière Tindall, London, pp 44–45
13. Duthie HL (1975) Surgical anatomy and physiology of the colon, rectum and anus. In: Goligher JC (ed) Surgery of the anus, rectum and colon. Baillière Tindall, London, p 52
14. Duthie HL (1975) Dynamics of the rectum and anus. In: Alexander Williams J (ed) Clinics in gastroenterology. Diseases of the anus and rectum, vol IV. Saunders, London, pp 467–477
15. Duthie HL, Bennet RC (1963) The relation of sensation in the anal canal to the functional anal sphincter: a possible factor in anal continence. Gut 4: 179–182

16. Duthie HL, Watts JM (1965) Contribution of the external anal sphincter to the pressure zone in the anal canal. Gut 6: 64–68
17. Eisner M (1971) Funktionelle Untersuchungen an Rektum und Anus. Schweiz Med Wochenschr 101: 1549–1555
18. Fischer M, Thermann M (1978) Manometrische Untersuchungen des Analkanals bei der primär-chronischen Fissur vor und nach der Behandlung durch Dehnung oder Sphinctertomie. Chirurg 49: 111–113
19. Gaston EA (1948) The physiology of fecal continence. Surg Gynecol Obstet 87: 280–298
20. Documenta Geigy (1969) Wissenschaftliche Tabellen. Geigy, Basel
21. Gemsenjäger E (1970) Zur Kontinenzfunktion nach anorektalen Eingriffen. Schweiz Med Wochenschr 100: 1250–1251
22. Goetze O (1951) Chirurgische Beobachtungen zur vegetativen Innervation der Becken-Organe, speziell des After-Schließmuskels. Dtsch Z Nervenheilkd 166: 177–188
23. Goligher JC (1975) Surgery of the anus, rectum and colon. Baillière Tindall, London
24. Gowers WR (1877) The automatic action of the sphincter ani. Proceedings of the Royal Society of Medicine 26: 77
25. Gray ER (1971) Conscious control of motor units in a tonic muscle. Am J Phys Med 50, No 1: 34–40
26. Hancock BD (1977) The internal sphincter and anal fissure. Br J Surg 64: 92–95
27. Hancock BD, Smith K (1975) The internal sphincter and Lord's procedure for haemorrhoids. Br J Surg 62: 833–836
28. Hardy KJ (1972) Involuntary sphincter tone in the maintenance of continence. Aust NZJ Surg 42: 48–50
29. Hawley PR (1973) Haemorrhoids. In: Taylor S (ed) Recent advances in surgery. Churchill Livingstone, Edinburgh London, pp 235–256
30. Hinton JM (1972) Diagnosis. In: Jones FA (ed) Management of constipation. Blackwell Scientific Publications, Oxford, pp 77–96
31. Holschneider AM (1976) The problem of anorectal continence. In: Rickham PP, Hecker WCh, Prevot J (eds) Anorectal malformations and associated diseases. Urban & Schwarzenberg, München, pp 85–98
32. Holschneider AM (1976) Eine tragbare Dreikanaldruckmeßeinheit zur elektromanometrischen Prüfung von Kontinenz, Inkontinenz und chronischer Obstipation. Chir Prax 21: 199–204
33. Holschneider AM (1977) Elektromanometrie des Enddarmes. Urban & Schwarzenberg, München
34. Ihre RTh (1974) Studies on anal function in continent and incontinent patients. Scand J Gastroenterol [Suppl 25] 9: 1
35. Janneck C (1976) Electric stimulation of the bladder and the anal sphincter. In: Rickham PP, Hecker WCh, Prevot J (eds) Anorectal malformations and associated diseases. Urban & Schwarzenberg, München, pp 119–140
36. Kerremans R (1968) Electrical activity and motality of the internal anal sphincter. Acta Gastroenterol Belg 31: 465–482

37. Lane RHS, Parks AG (1977) Function of the anal sphincter following colo-anal anastomosis. Br J Surg 64: 596–599
38. Lippold OCJ (1952) The relation between integrated action potentials in a human muscle and its isometric tension. J Physiol 117: 492–495
39. Ludwin HP (1974) Das normale Elektromyogramm. In: Hopf HC (Hrsg) Elektromyographie. Thieme, Stuttgart, S 12
40. Marby M, Alexander-Williams J, Buchmann P, Arabi Y, Kappas A, Minervini S, Gatehouse D, Keighley MRB (1979) A randomized controlled trial to compare anal dilatation with lateral subcutaneous sphincterotomy for anal fissure. Dis Colon Rectum 22: 308–312
41. Melzak H, Porter NH (1964) Studies of the reflex activity of the external sphincter ani in spinal man. Paraplegia 1: 277–296
42. Moore FA (1973) Anal continence: a reappraisal. J Obstet Gynecol 41: 483–493
43. Morgan CN, Thompson HR (1956) Surgical importance of the internal sphincter and conjoint longitudinal muscle. Ann R Coll Surg Engl 19: 88–114
44. Nathan PW, Smith MC (1953) Spinal pathways subserving defaecation and sensation from the lower bowel. J Neurol Neurosurg Psychiatry 16: 245
45. Nothmann BJ, Schuster MM (1974) Internal anal sphincter derangement with anal fissures. Gastroenterology 67: 216–220
46. Parks AG (1975) Anorectal incontinence. Proc R Soc Med 68: 681–709
47. Parks AG (1975) Anorektale Chirurgie. In: Zenker R (Hrsg) Chirurgie der Gegenwart. Urban & Schwarzenberg, München, S 2–11
48. Parks AG, Porter NH, Melzak J (1962) Experimental study of the reflex mechanism controlling the muscles of the pelvic floor. Dis Colon Rectum 5: 407–414
49. Parks AG, Porter NH, Hardcastle J (1966) The syndrome of the descending perineum. Proc R Soc Med 59: 477–482
50. Phillips SF, Edwards DAW (1965) Some aspects of anal continence and defaecation. Gut 6: 396–406
51. Porter N (1962) Collective results of operations for rectal prolapse. Proc R Soc Med 55: 1087–1091
52. Riemann JF (1978) Laxantienkolon-Endstadium eines Circulus vitiosus. Mod Med 6: 1608–1616
53. Riemann JF, Schenk J, Ehler R, Schmidt H, Koch H (1978) Ultrastructural changes of colonic mucosa in patients with chronic laxative misuse. Acta Hepato-Gastroenterol 25: 213–218
54. Romen W, Schmidt E (1979) Morphologische Befunde an freien autologen Darmmuskeltransplantaten als Sphinctererersatz. Chirurg 6: 379–384
55. Sachs L (1974) Angewandte Statistik. Springer, Berlin Heidelberg New York
56. Said AF, Zidan H, Hassab MA (1979) Anal sphincteric pressure studie in complete rectal prolapse. Dis Colon Rectum 22: 342–345
57. Schärli AF (1972) Funktionelle Untersuchungen bei Morbus Hirsch-

sprung. In: Wurnig P (Hrsg) Morbus Hirschsprung. Inkontinenzbehandlung im Kindesalter. Springer, Berlin Wien New York
58. Schmidt E (1978) Die chirurgische Behandlung der analen Inkontinenz mittels freitransplantierter autologer, körpereigener Darmmuskulatur. Chirurg 5: 320–322
59. Schuster MM (1968) Motor action of rectum and anal sphincters in continence and defecation. Handbook of physiology, vol IV, pp 2121–2146
60. Schuster MM, Hookmann P, Hendrix ThR, Mendeloff AI (1965) Simultaneous manometric recording of internal and external anal sphincteric reflexes. Bull Johns Hopkins Hosp 116: 79–88
61. Schweiger M (1979) Eine Methode zur Differenzierung zwischen dem Anteil der glatten und quergestreiften Analsphinctermuskulatur am Ruhetonus. Suppl Chir Forum Exp Klin Forsch 151–155
62. Schweiger M (1979) Internal or external sphincter? Contribution at joint meeting of the Section of Proctology of the R Soc Med London
63. Schweiger M (1979) Method for determining the individual contributions of voluntary and involuntary anal sphincters to resting tone. Dis Colon Rectum 22: 415–416
64. Schweiger M, Schellerer W, Kuypers G (1976) Kontinenz nach tiefer Rektumresektion. In: Schellerer W (Hrsg) Chirurgie aktuell, Bd 1. Perimed, Erlangen, S 93–96
65. Schweiger M, Schellerer W, Bachmann RM (1977) Die Stuhlkontinenz nach sphinktererhaltender Rektumresektion. In: Chirurgie aktuell, Bd 2. Perimed, Erlangen, S 97–100
66. Schweiger M, Schellerer W, Kuypers G (1977) Kontinenz nach tiefer Rectumresektion. Langenbecks Arch Chir 343: 281–292
67. Schweiger M, Schellerer W, Hohenberger W (1980) The value of manometric data for the differentation: normal or incontinent. In: Pichlmaier, Grundmann (eds) Surgery of the colon and rectum. Thieme, Stuttgart
68. Shepherd JJ (1972) The nerve of the internal anal sphincter. Austr NZJ Surg 42: 50–52
69. Stelzner F (1965) Kontinenz, Superkontinenz und Inkontinenz im Anorektalbereich. Dtsch Med Wochenschr 51: 2275–2281
70. Stelzner F (1970) Einige Fortschritte auf dem Gebiet der anorektalen Chirurgie. Chirurg 41: 155–158
71. Stelzner F (1971) Die Entwicklung der Rektumresektion beim Karzinom. Bruns' Beitr Klin Chir 218, 7: 657–672
72. Stelzner F (1972) Anorectale Erkrankungen. Langenbecks Arch Chir 332: 405–410
73. Stelzner F (1975) Sphincter ani internus – der Mittelpunkt des Kontinenzorgans. Zbl Chir 100: 65–74
74. Stelzner F (1976) The morphological principles of anorectal continence. In: Anorectal malformations and associated diseases, vol IX. Urban & Schwarzenberg, München, pp 1–6
75. Stelzner F (1976) Die anorektalen Fisteln. Springer, Berlin Heidelberg New York

76. Stelzner F (1977) Die anorectale Inkontinenz. Chirurg 7: 451–456
77. Stelzner F, Fleischhauer K, Holstein AF (1966) Die Bedeutung der Sphincter internus für die Analkontinenz. Langenbecks Arch Chir 314: 132–136
78. Stelzner F, Baumgarten HG, Holstein AF (1974) Die Bedeutung des Sphincter ani internus für die Kontinenz und Superkontinenz. Langenbecks Arch Chir 336: 35–55
79. Stephens FD (1972) Nervous pathways in anorectal control. Austr NZJ Surg 42: 45–47
80. Taverner D, Smiddy FG (1959) An electromyographic study of the normal function of the external anal sphincter and pelvic diaphragma. Dis Col Rect 2: 153–160
81. Ustach ThJ, Tobon F, Hambrecht T, Bass DD, Schuster MM (1970) Electrophysiological aspects of human sphincter function. J Clin Invest 49: 41–48
82. Varma KK (1972) The role of the voluntary anal sphincter in the maintenance of faecal continence in normal and abnormal states. Austr NZJ Surg 42: 52–55
83. Varma KK, Stephens D (1972) Neuromuscular reflexes of rectal continence. Austr NZJ Surg 41: 263–271
84. Waylonis GW, Powers JJ (1972) Clinical application of anal sphincter electromyography. Surg Clin N Am 52: 807–815
85. Willital GH (1974) Anorektale Manometrie bei chirurgischen Eingriffen im Neugeborenen-, Säuglings- und Kindesalter. Habilitationsschrift, Universität Erlangen-Nürnberg

10 Sachverzeichnis